Let's ask a doctor mental health

心のお医者さんに聞いてみよう

強迫症／強迫性障害をワークで治す本

つらい行動がやめられるヒント

精神科医・セレーナメンタルクリニック院長
野間利昌 監修

大和出版

はじめに

「手が汚れているから」と思って何度も手を洗う。「ガスを消し忘れたかも」とキッチンに戻って確かめる。誰にでもこういう経験はあるでしょう。でもこれが、30分手を洗い続けても「汚れている気がして心配」だったり、「キッチンが火事になっているか恐怖」でガス台の前から動けなくなったりしたら……。

強迫症（強迫性障害）とは、自分でもばかばかしいと感じる心配や恐怖で思考（強迫観念）が占められ、それをとり払うための行動（強迫行為）に時間と労力を費やし、生活がスムーズに送れなくなる病気です。心身ともに疲れ切ってしまい、うつ病などの二次障害を引き起こすこともあります。

自分でどうにかしようと思っても、なかなか自分の行動をコントロールできなくなるため、無力感でいっぱいになり、病状によっては罪悪感で気分が落ち込むこともあります。強迫行為に時間がとられて、自分の本当にやりたいこともできなくなってしまったり、学校や会社に行けなくなったりします。

時には周囲の人を巻き込み周囲の人の行動も制限されてしまいます。精神科に受診するまでに時間がかかり、薬を飲んでもなかなか改善されないことも少なくありません。そんなとき、薬物療法以外の効果的な治療法として、曝露反応妨害法があります。

この本を手にした方は、強迫症の症状が出ていて「もう限界だ」と思っているのではないでしょうか。本書では、強迫症のメカニズムを解き明かしながら、曝露反応妨害法のポイントをくわしく紹介しています。この方法は不安や抑うつが落ち着いていたら、今日からでもとり組むことができます。正しい方向に向かって努力すれば、確実にラクになっていきます。強迫症にサヨナラするきっかけをつかんでもらう一助になれば嬉しいです。

精神科医・セレーナメンタルクリニック院長　野間利昌

CONTENTS

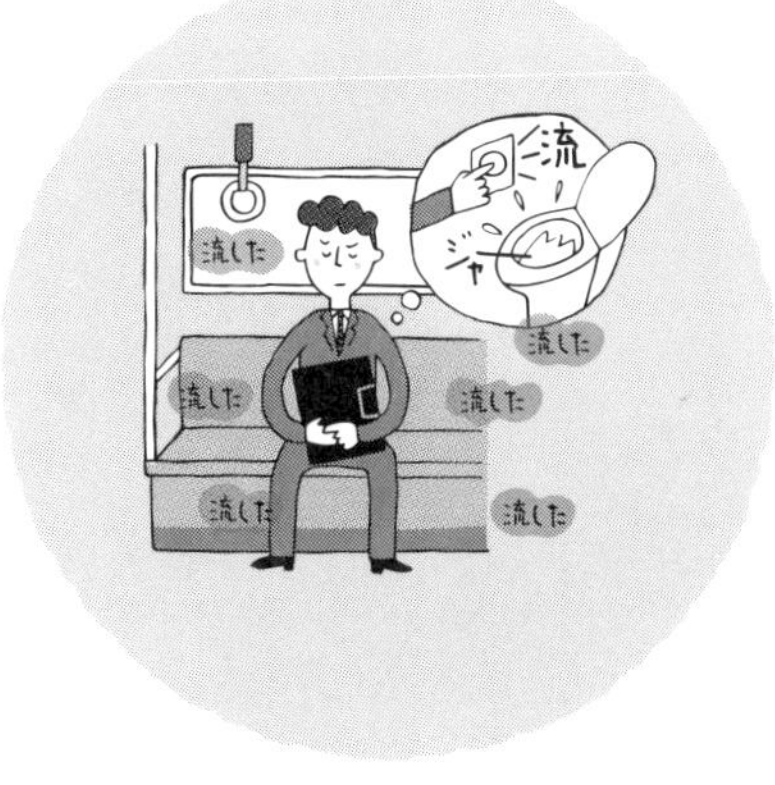

Part2

がまんするのは人生の損！「つらい」と思ったときが受診・治療のチャンス——25

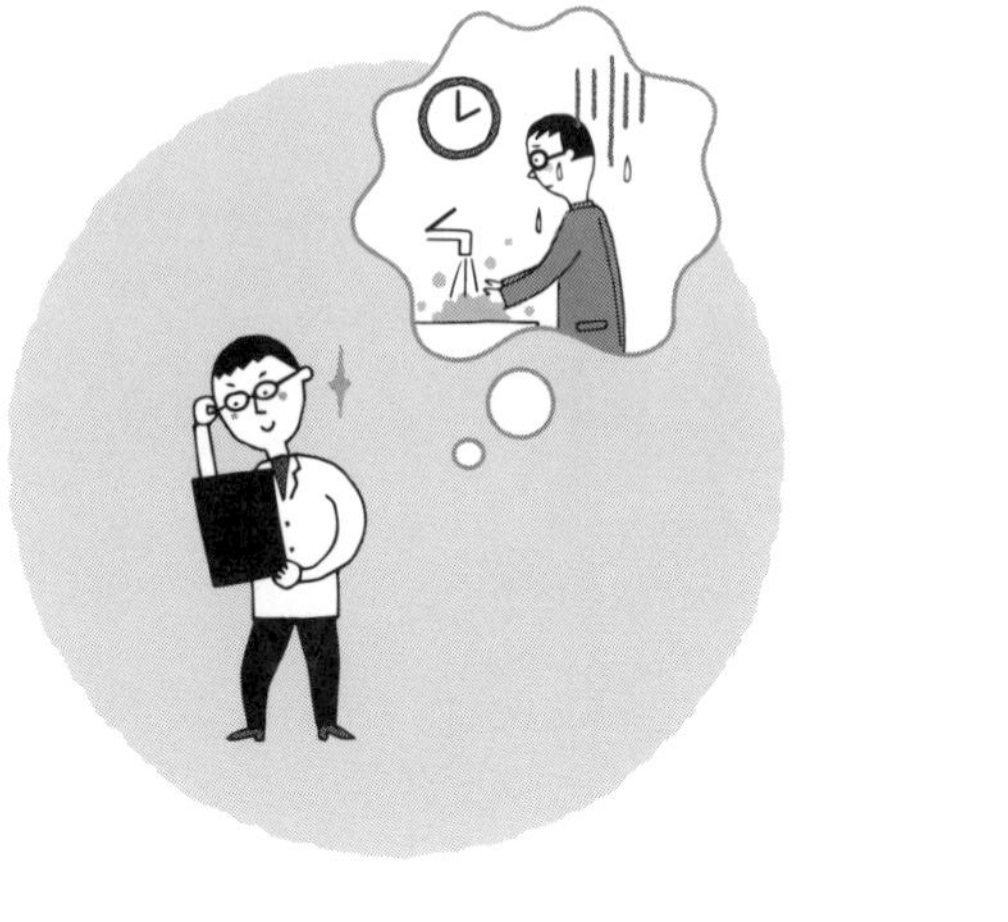

CONTENTS

Part3

打倒、強迫症！ ホームワークの悩みをサポート 自宅でできる曝露反応妨害法

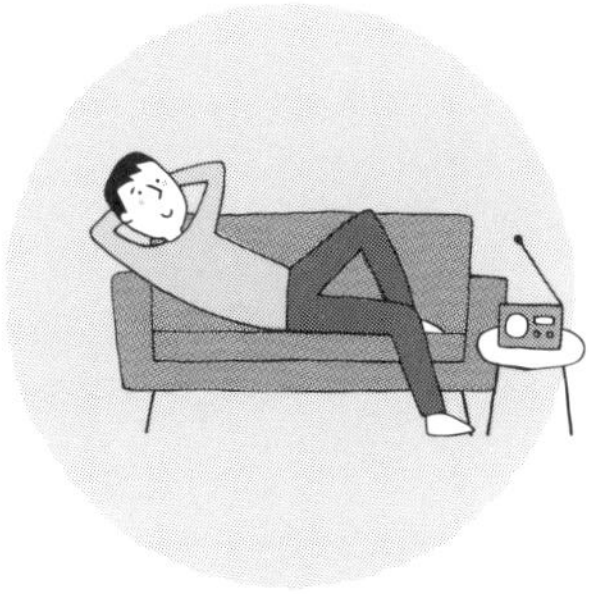

CONTENTS

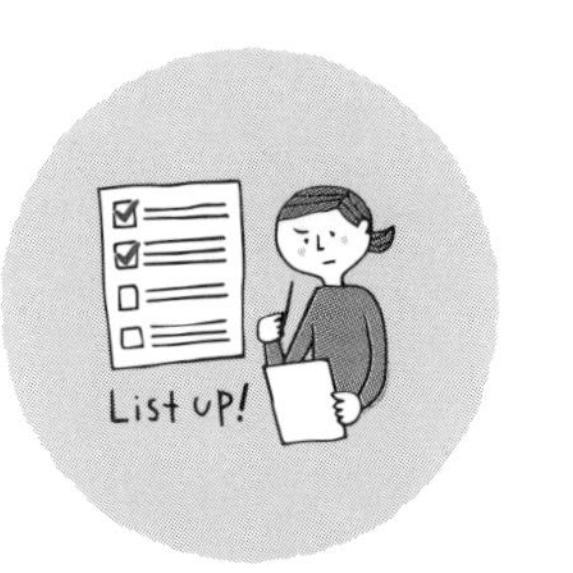

イラスト●山村真代
デザイン●酒井一恵

Part1

強迫症とは

強迫的な考えと
それを打ち消すための
行動に支配される

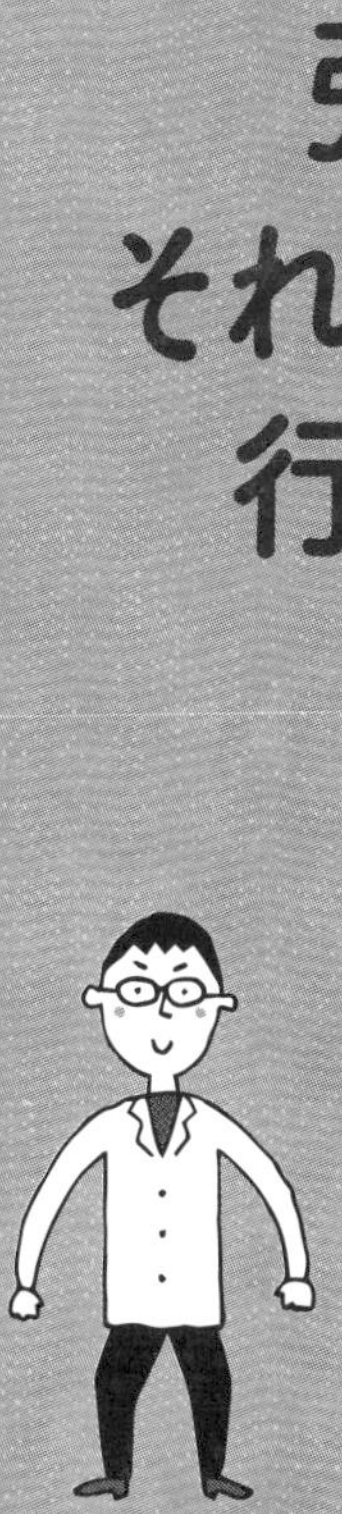

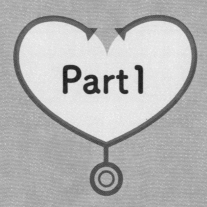

強迫症の多くは、
意思に反して浮かぶ思考「強迫観念」と
それを打ち消そうとする「強迫行為」が
セットになって起こります。
鍵の確認から縁起担ぎ……。
やめられない思考と行為には
さまざまなバリエーションがあります。

払いのけることができない強迫観念と、それを打ち消すための強迫行為

強迫観念と強迫行為がセットで出現

意思に反して頭に浮かび、払いのけられない考えが強迫観念。これを打ち消すために行われるのが強迫行為。強迫症（強迫性障害）はふたつがセットで現れます。強迫観念が浮かぶたびに強迫行為をくり返しますが、やればやるほどきちんとやれた感覚がしなくなり、不安はむしろ強まることも多く、頭はオーバーヒート状態に。疲れ果てた末一時的に強迫観念が弱まっても、ふたたび湧き出します。

観念⇄行為の悪循環が起こる

手が
汚れている……

1

強迫観念

自分でもばからしい、考えすぎだと思うが、頭から離れない考え。払いのけたいのに払いのけることができない。

たとえば……

- 不潔恐怖　・加害恐怖　・縁起恐怖
- 数字、対称性などへのこだわり

など

＼困った！／

空間的な制約

強迫症状のため、行けない場所、使えないところ、触れられないところが増えていくと、生活圏がどんどん狭まっていく。不潔恐怖で外のトイレが使えない、いやなイメージが浮かぶとやりなおしに行くのが大変だから遠くに行けない、など。また、自宅のなかでさえ通れない場所、行ってはいけない場所が出てくることも。

症状はバラエティにとんでいる

　強迫症の症状は多様で、日常生活のさまざまな場面で生じます。

　共通するのは「確信をもてないと感じ、納得いくようにすっきりするまで強迫行為を行う」という点です。

　頭のなかがつねに強迫観念に占められ、不安でいっぱいになり、不安を消そうとして強迫行為をすることで時間を奪われ、本当にやりたいことができなくなってしまいます。

2 強迫行為

手を
洗わなくちゃ

強迫観念を払拭しようとくり返してしまう行為。強迫観念に意味がないとわかっていてもやらざるを得ない。

たとえば……

- 確認行為　・洗浄行為
- 回避行為　・儀式行為
- ぴったり／すっきり　など

困った！

時間的な制約

強迫観念・強迫行為に、多くの時間を費やし、他のことができなくなる。

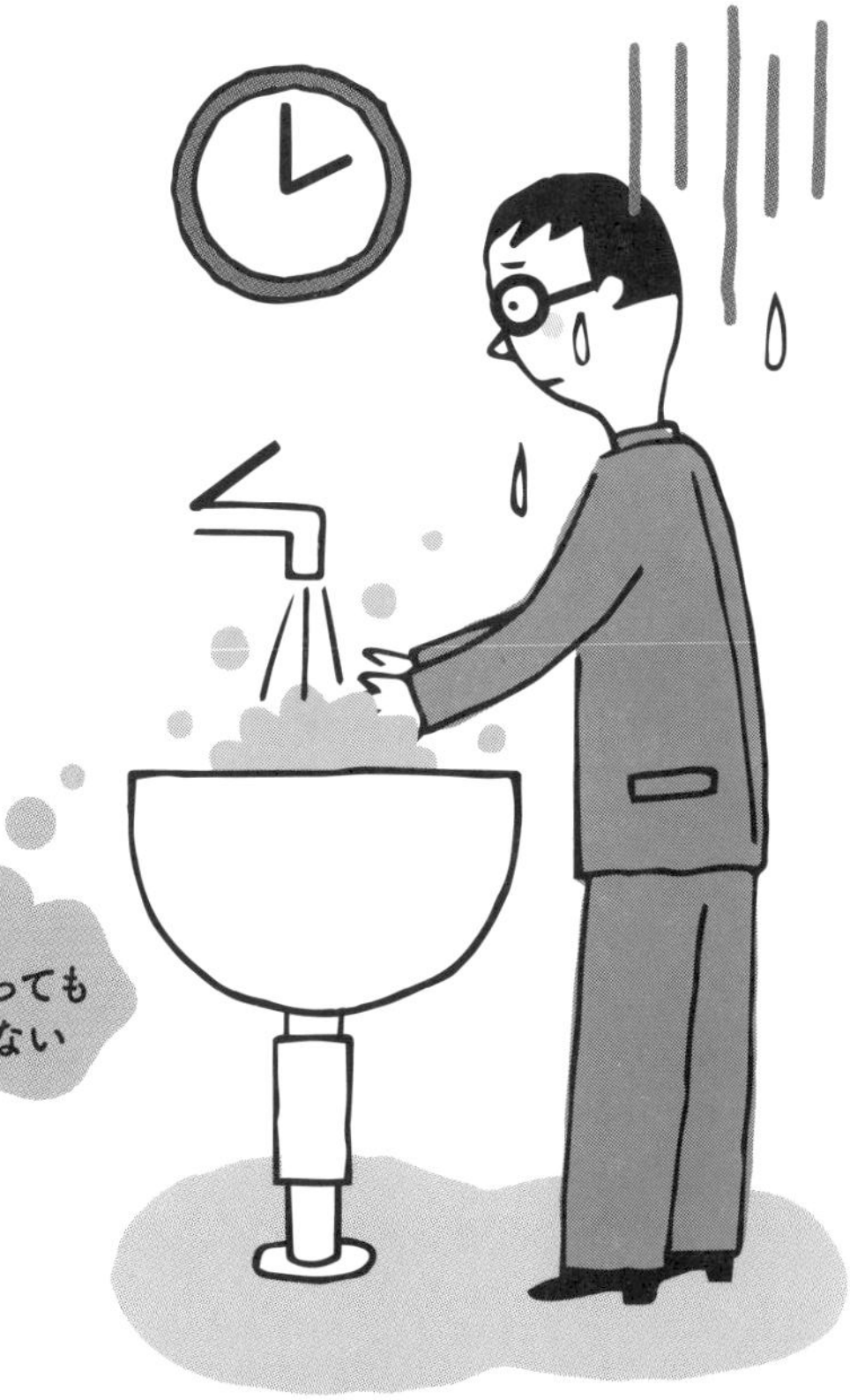

3 不全感

やってもやっても
納得できない

洗ったのに洗った気がしない、見たのに見たと思えない。行為をすればするほど不全感が増していく。

症状のタイプ❶

確認　何度もふり返り、確認したくなる

確認にはさまざまな症状があります。戸締まりやガスの火は大丈夫か、電気器具を消したか、水道の蛇口をしめたかなどが気になり、外出しても、何度も戻って確認します。一つひとつ指さし確認し、自分の手で対象に触らないと安心できません。また、大事なものを落としたのではないかと心配で、数歩ごとにふり返り、落ちているものを見つけるとそこまで戻って確認するということも。自分の行動自体に確信をもてなくなる人もいます。

Case

火事が心配で何度も確認

火事に対する強迫観念から、熱をもつ場所、たとえばコンセントやガス、ドライヤーなどから発火しないか心配。コンセントにカーテンがかかっていないか、ガス栓がしまっているか……。一日に何度も確認してしまう。

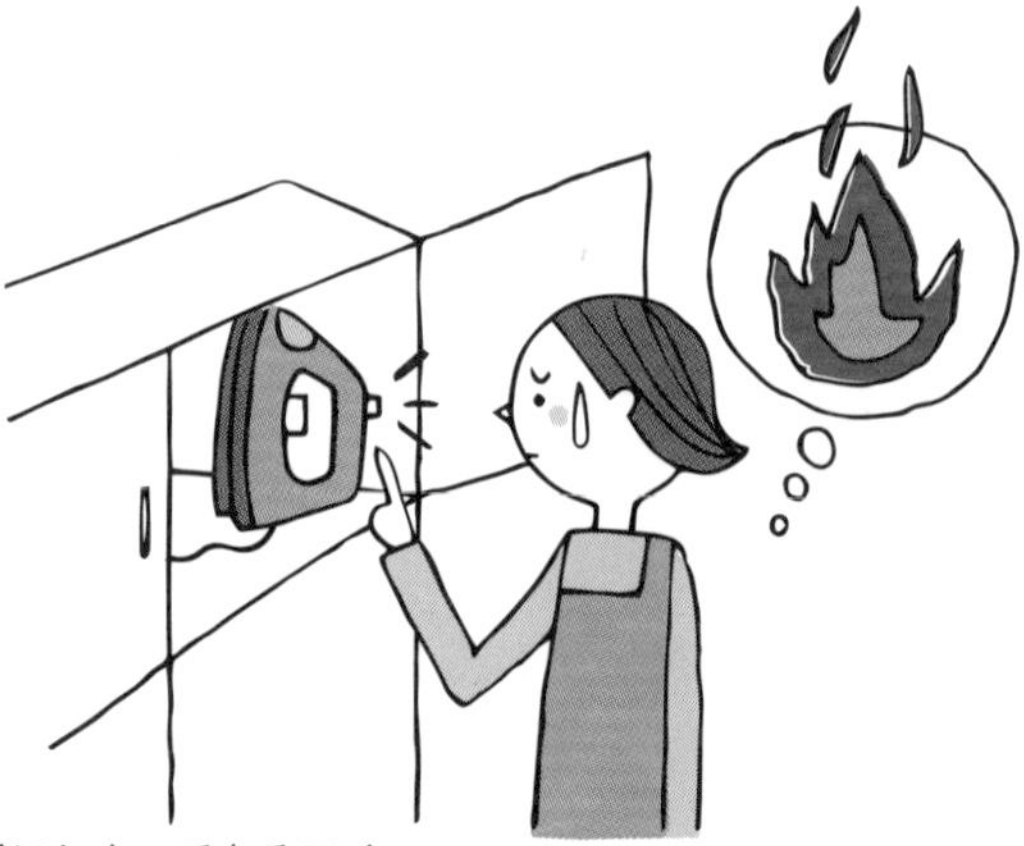

棚にしまってあるアイロンを何度も確認する。

思い返しによって、他のことは考えられなくなる。

声に出したり、頭のなかで文字化したりして確認する。

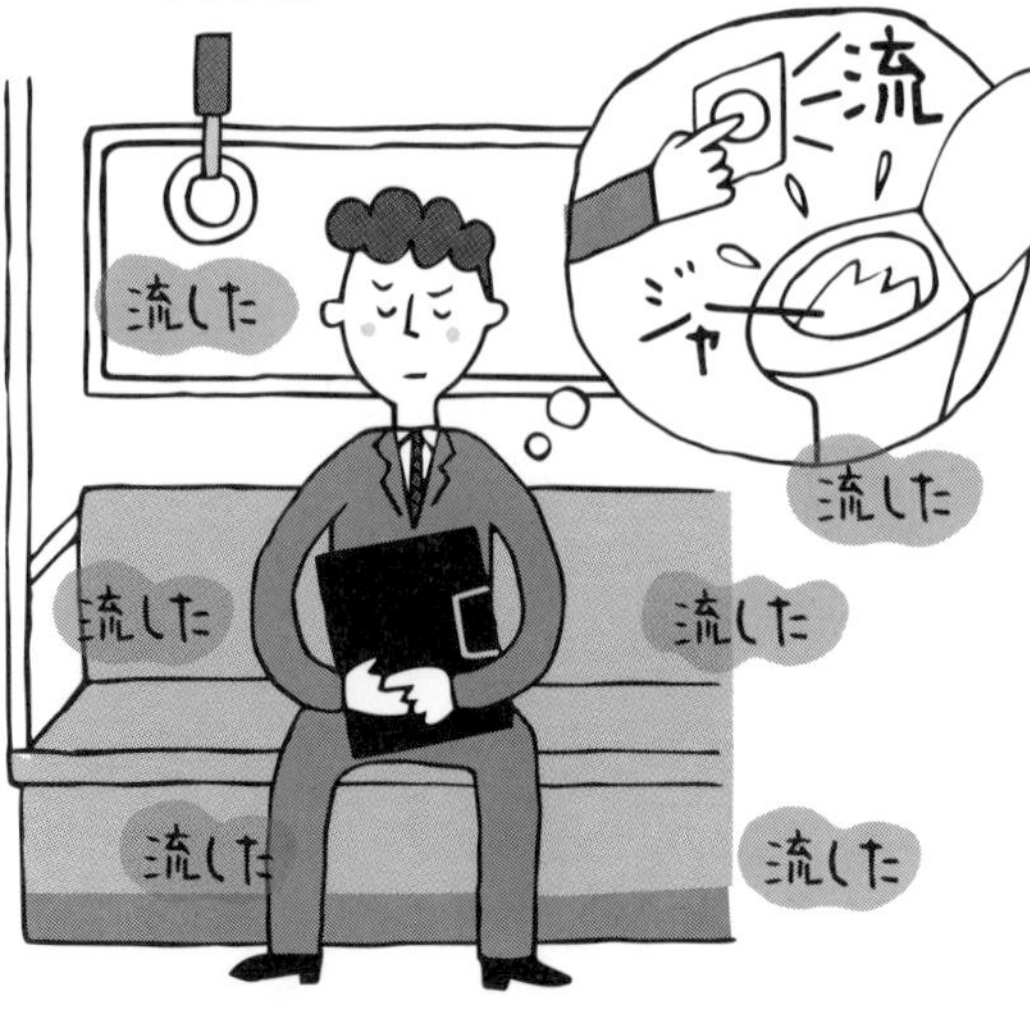

Case

トイレを流したか何度も思い返す

トイレを流したか、コンタクトレンズを左右間違えなく入れたか、エアコンを消したか、水道の蛇口をしめたか……こうしたことが不安になり、行ったシーンを何度も思い浮かべては「～はしたから大丈夫」と確認する。

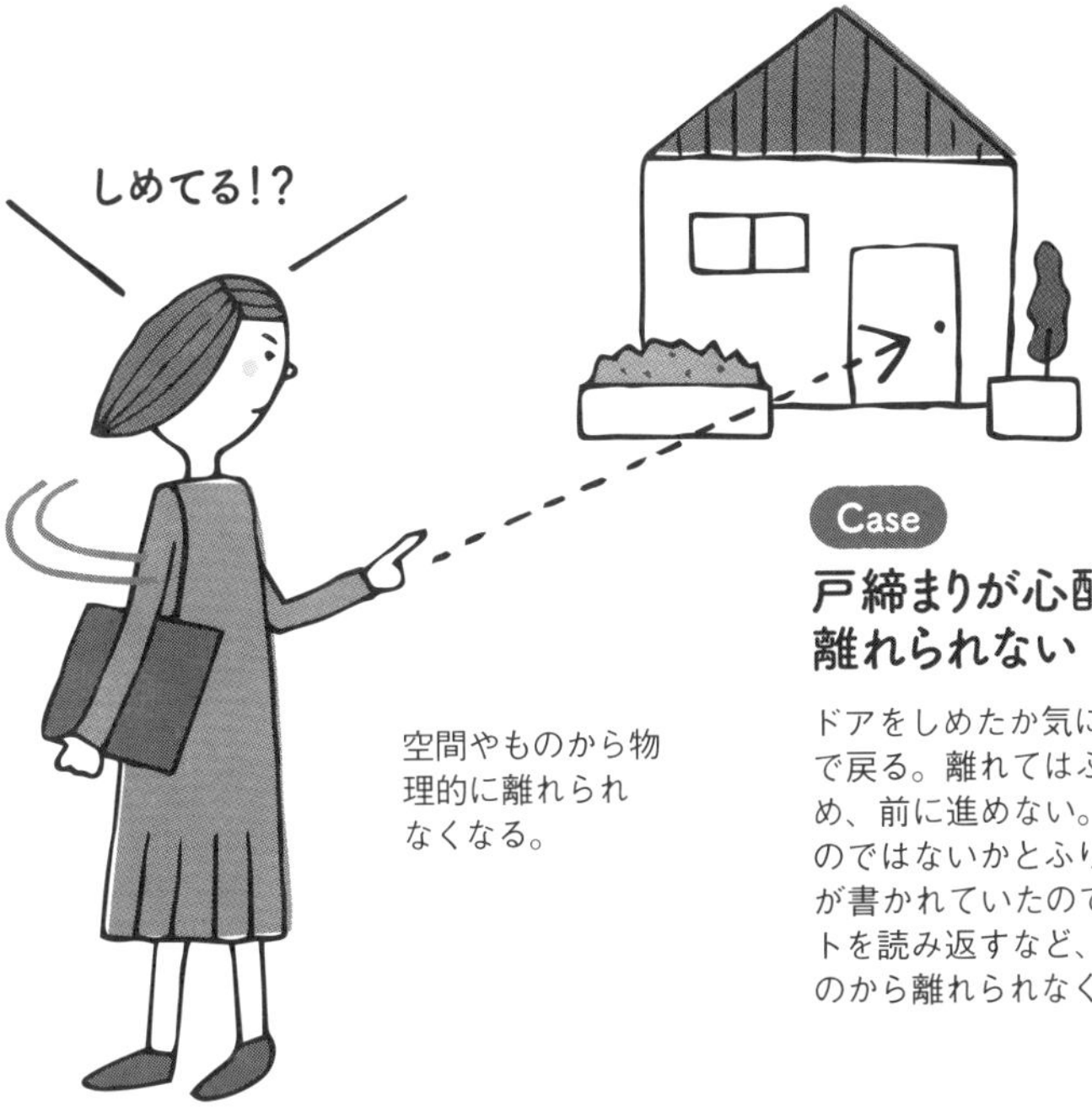
しめてる!?

空間やものから物理的に離れられなくなる。

Case

戸締まりが心配でふり返り、離れられない

ドアをしめたか気になり何度もドアまで戻る。離れてはふり返り確認するため、前に進めない。落としものをしたのではないかとふり返る、大事なことが書かれていたのではないかとプリントを読み返すなど、その場所やそのものから離れられなくなる。

Case

自分の行動に確信をもてず、他人に確認

エレベーターに乗っているのに、そのことに確信がもてず、同乗者に「エレベーターに乗っているか」を確認してしまう。そこにあるもの、自分がしていることに確信がもてない強迫観念から、他人を使って確認してしまう。

確認を求めた相手が「大丈夫」と言ってくれるまで安心できない。

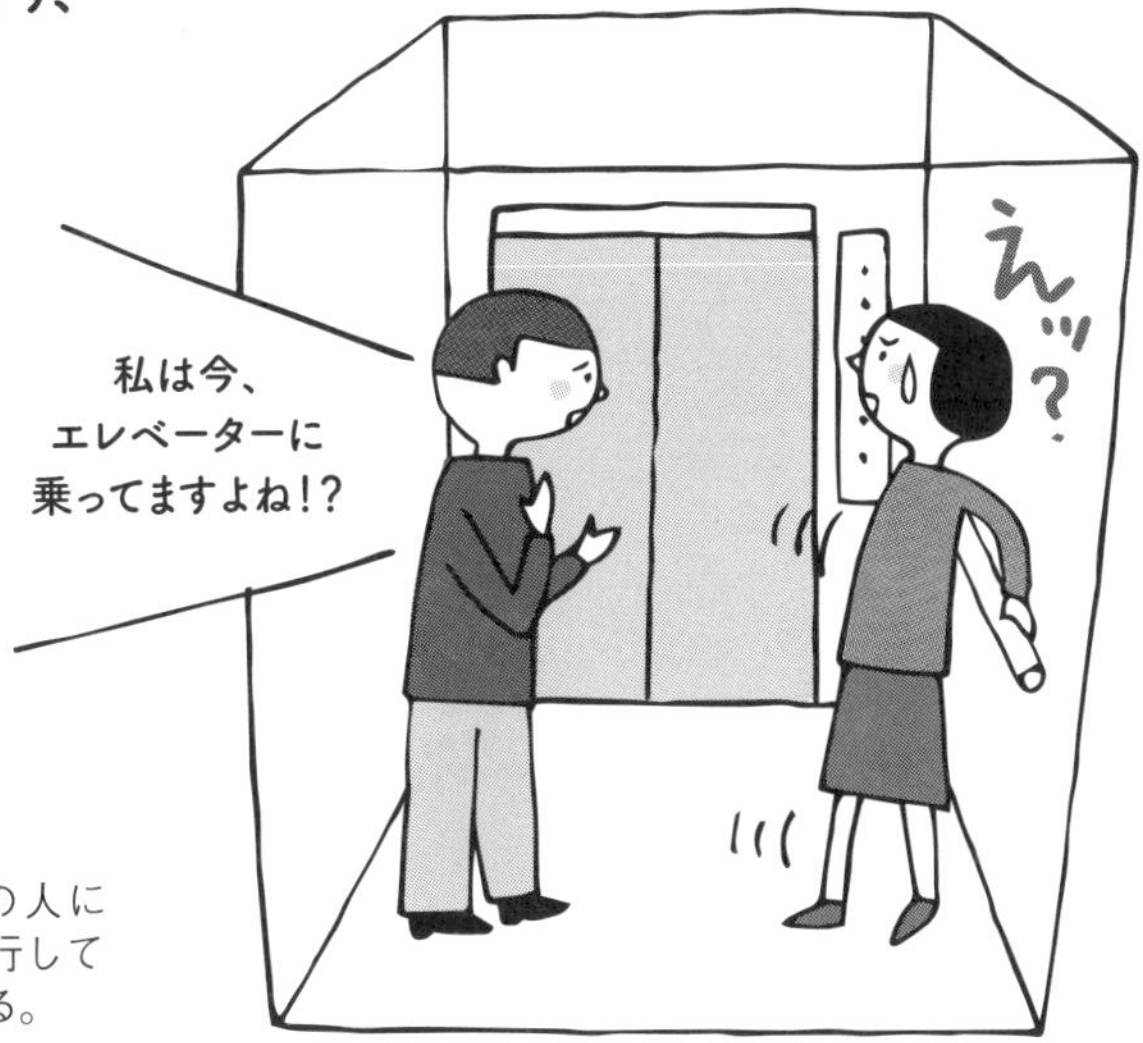
私は今、
エレベーターに
乗ってますよね!?
えッ?

家族や周囲の人に「確認」を代行してもらおうとする。

症状のタイプ❷

加害恐怖　誰かに危害を？　確認・回避が起こる

人に危害を及ぼすことを極度に恐れ、「誰かにけがをさせたのではないか」「病気をうつしたのではないか」など、「知らないうちに誰かに危害を及ぼしたかもしれない」という不安が心を離れません。物理的な加害だけではなく、自分の言動で周囲の人の心を傷つけたのでは、と心理的な加害で不安になることも。

新聞やテレビの事件・事故を何度もチェックし、周囲の人に「自分が何かしたのではないか」と聞いて回ります。けれども「何もしていないこと」の確認は容易でなく、確認行為が際限なく続きます。

Case

赤ちゃんに危害を加えてしまうかも……

赤ちゃんに何かしてしまうかも……と、手洗いや消毒をくり返す、使い捨て手袋をしてオムツを替える、ミルクが汚染されているかもと不安で何度もつくりなおすといった行動が見られる。

赤ちゃん、幼児、高齢者などの弱者が対象となることが多い。

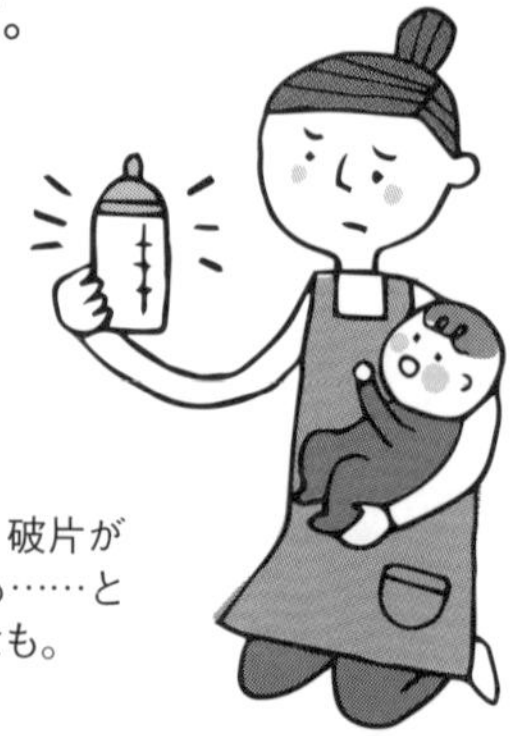

哺乳瓶が割れ、破片が入っているかも……といった強迫観念も。

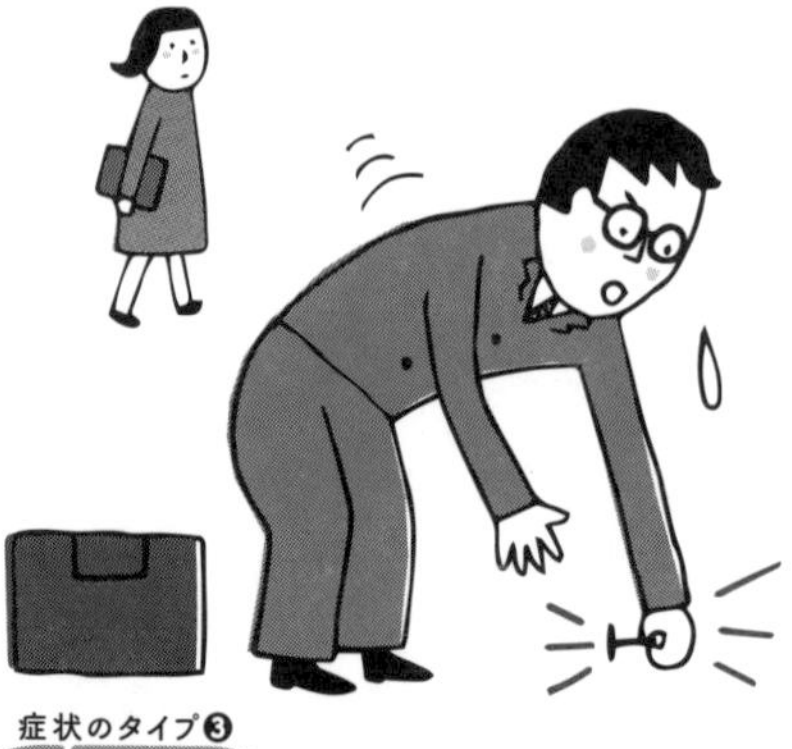

Case

安全が保証されないことが恐怖

自他の安全が保証されないことに恐怖。たとえば道端に落ちているガラスや釘が、人を傷つけるかもしれないと思い、放置していると自分が罰せられるような気がして、拾わずにいられない。

何かあったら自分のせいになると思ってしまう。

症状のタイプ❸

回避行為　不安・心配のきっかけとなる場面を避ける

少しでも不安になる状況を極端に避け、安全な場所でしか行動できなくなります。「インターネットから個人情報が漏洩する」と思い、パソコンや携帯電話が一切使えなくなります。化学薬品が危険だと感じると、スーパーの漂白剤や殺虫剤などの棚の前を通れなくなります。

症状のタイプ❹

不潔恐怖・洗浄行為　汚れを極度に恐れる

汚れや細菌などを恐れ、ドアノブや手すりに触れなくなったり、電車の座席に座れなくなったりします。不潔恐怖は洗浄行為とセットで生じることが多く、過剰に手を洗ったり、入浴や洗濯をくり返したりします。自分の部屋など絶対に汚したくない場所を「聖域」のように扱い、不潔なものから守ろうとします。外のものが汚いと感じ、外出から帰宅した家族にも玄関で服を着替えることを強いるなど、家族に対する巻き込みも生じます。

家族を玄関で待ち構え、除菌スプレーをかける。

服はすべて玄関で脱がせ、ビニール袋に入れ、お風呂へ直行させる。

玄関にはビニールシートをしき、人の出入りがあるたびに新しいものにとりかえる。

リビング、寝室、ベッドなどは絶対に汚したくない聖域と化している。

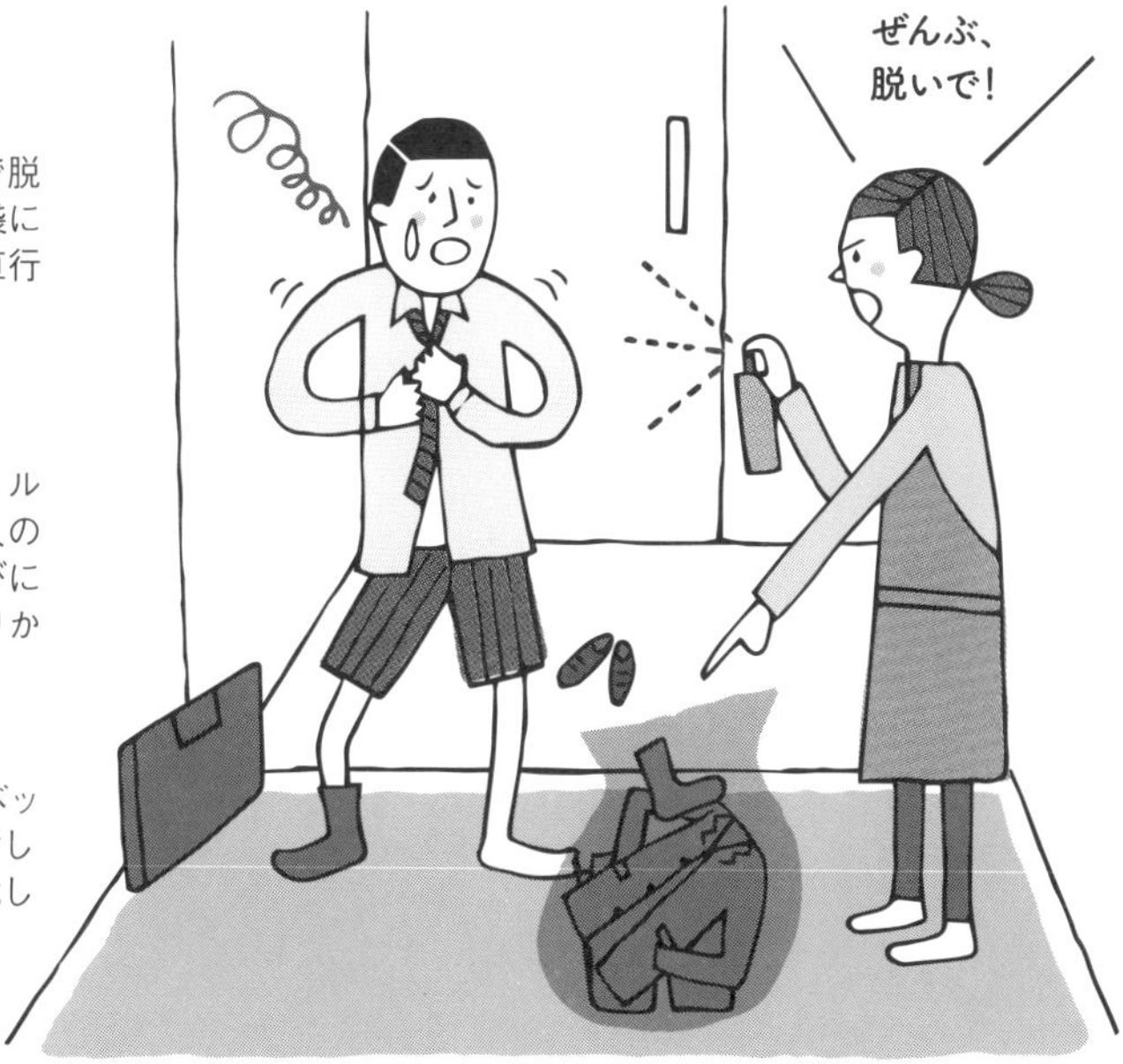

Case

「不潔」を拒絶し、家族を巻き込む

ウイルス、菌やほこり……極度に汚れをいやがり、外から持ち込まないように玄関で着替え、除菌スプレーをかける。その後入浴しないと、リビングには入れない。自分だけでなく家族にも強迫行為を強要する。

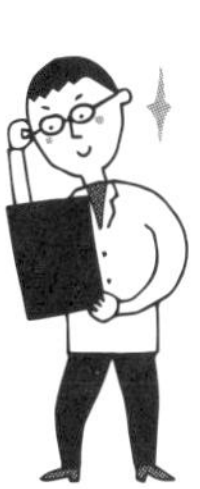

家族に強迫行為を強要するものの、思い通りにやってもらえないと、感情を爆発させてしまうこともあります。

縁起恐怖　ゲン担ぎをやめられない

縁起がわるい数字や色、忌まわしいと感じるものを避け、幸運のシンボルにこだわります。たとえば階段や横断歩道を渡るとき13歩にならないように歩数を数えて歩きます。電車内で喪服姿の人を見かけると車両を移動し、帰宅後は念入りに身体を洗います。道路の白線を踏まないなど自分のルール通りにできないと戻って何度もやりなおします。パソコンで文字入力中にいやなイメージが浮かぶと、ぜんぶ消してやりなおしたりします。

また、食器を買いに行ったら、店員さんが汚らしい格好をしていたために、食器を買えなくなってしまう、など関係ないことを結びつけて考えてしまうのも、縁起恐怖のひとつです。

Case

右足から、13は不吉、赤は……先に進めない

数字・文字・色・行為などが不吉なこと、いやなことと結びついている。

幸福になるには右足から踏み出す、13段目は不吉、赤い色は邪悪……など縁起に関する縛りが多く、行動に制約が生まれる。縁起のわるいことをしたときには、やりなおさないとならなくなる。

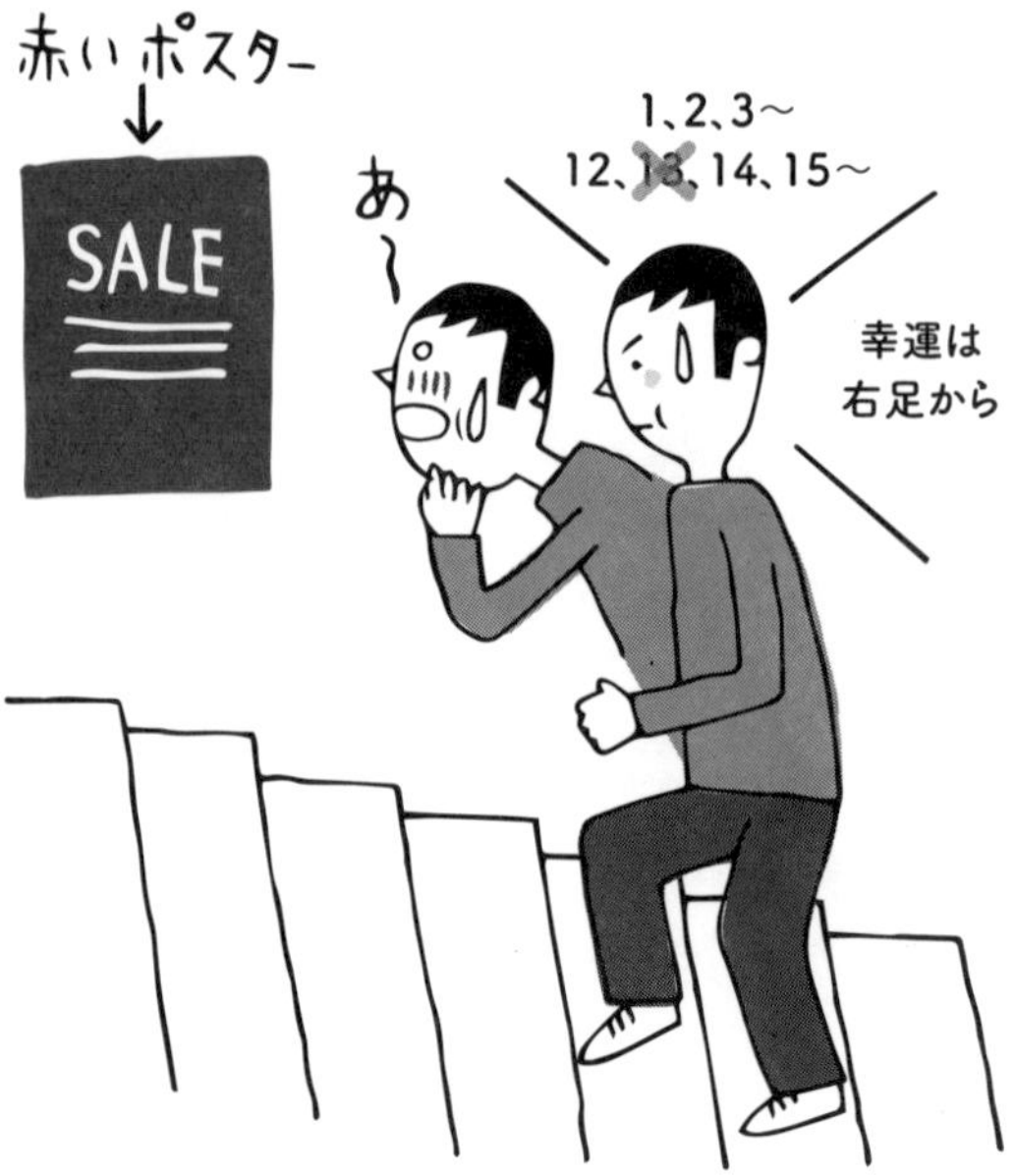
赤いポスター
SALE
あ～
1、2、3～
12、13、14、15～
幸運は
右足から

たとえば階段を上るとき、縁起のわるいことをしてしまったら、一度下って上りなおす。

呪文をとなえるなどの心のなかの行為も縁起恐怖の強迫行為のひとつ。

症状のタイプ❻

ぴったり／すっきり

配置や手順の「ぴったり感」を求めてしまう

　ものの配置や手順に、自分のイメージぴったりにする「ぴったり感」を求めたり、気になる考えが頭に浮かぶと「すっきり」するまで何百回でも反芻したりします。縁起恐怖のようにいやなイメージを打ち消すためではなく、何となく落ち着かない感覚をすっきりさせるために行います。

時刻が区切り良く５や０に変わらないと送信できない。

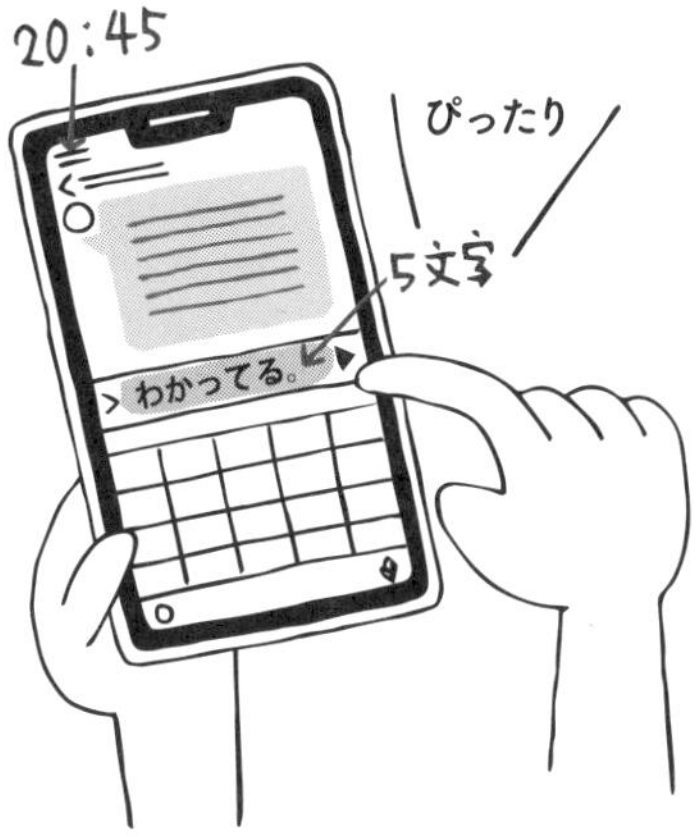
20:45
ぴったり
5文字
わかってる。

Case

句読点や文字数、数字をぴったりに

句読点をつけないとすっきりしない、メールの文字数を区切りの良い数字にそろえる、メールの送信時刻は5、10分にしないとダメ……など、ぴったりさせないとすっきりしないため、やりなおし続ける。

決めた文字数にならないと気持ちがわるく、書きなおす。

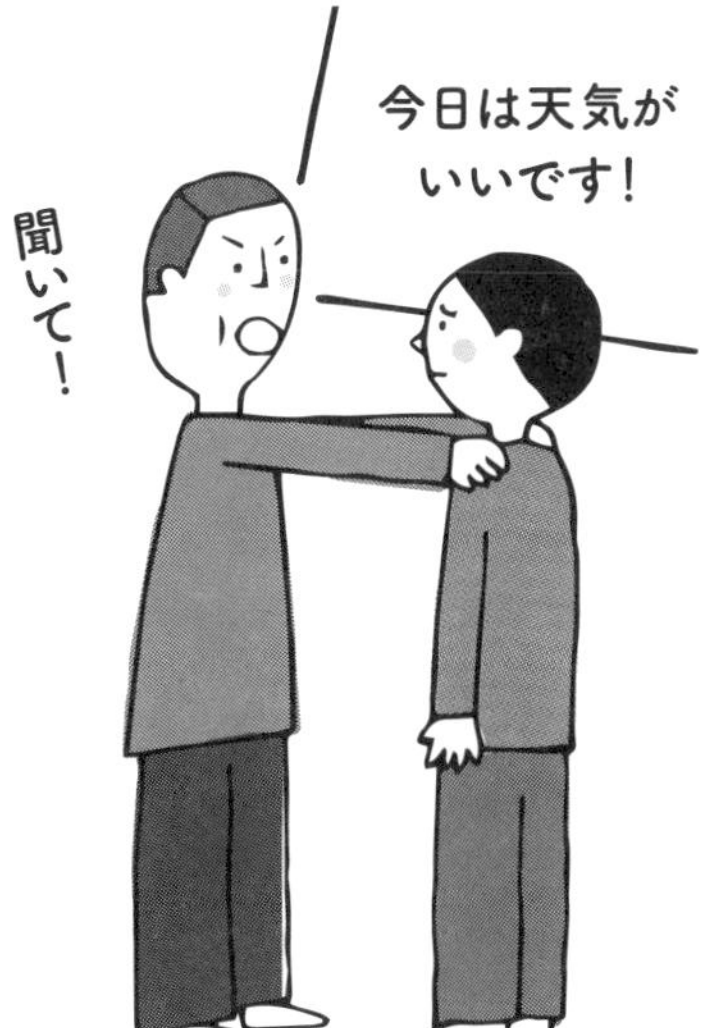
今日は天気がいいです！
聞いて！

Case

何気ないフレーズを納得するまでくり返す

「今日は、天気がいいですね」など日常会話の何気ないフレーズがきちんと言えていないような気がしてすっきりせず、何度も何度も同じことを言い、相手に聞かせ、納得するまでくり返す。

症状のタイプ❼

その他　これも強迫症？　多様な症状が現れる

強迫症の症状はじつに多様です。ゴミが捨てられず、使った絆創膏もとっておく。考えたくないのに「高層階から飛び降りたらどうなるか」と考えるのをやめられない。起床後の行動を細かいところまで３回思い出さないと次の行動ができない。裏側が気になり、冷蔵庫やベッドの裏を見て安心する。特定の漢字、たとえば「中」という漢字が怖くて、中村さん家の表札の前は通れないなど。他人には理解されにくいのですが、本人には深刻でつらい問題です。

Case

「裏」が気になって確認してしまう

特別な理由がないのに、「裏」や「角」「ものの下」など、特定の場所や部分が気になってしまい、確認してしまう。自分でも止めることができない。足の裏が気になり、汗だくになって左右の足裏を確認するといった症状も。

見えていない部分が気になってしまう。

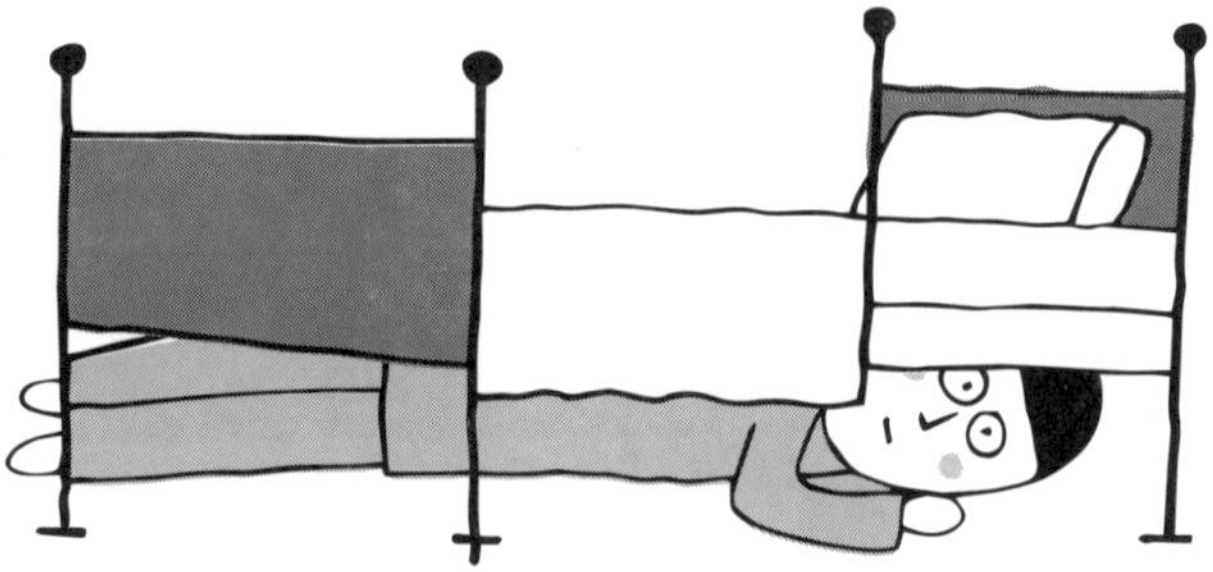

何かそこにある、そこに残っているような気がしてしまう。

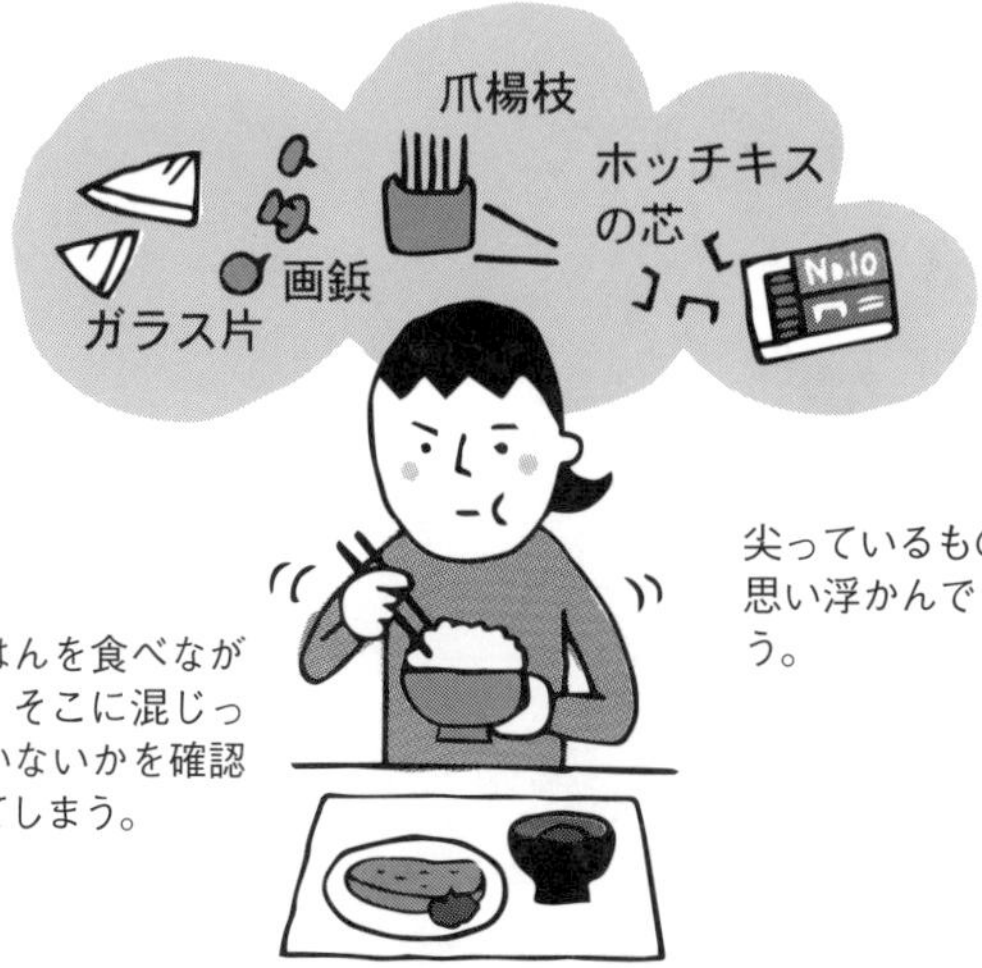

ごはんを食べながら、そこに混じっていないかを確認してしまう。

尖っているものが思い浮かんでしまう。

Case

「尖っているもの」が恐怖

先端が尖っているものが苦手で、尖っているものがあると不安になる。ごはんを食べていても、尖っているものが思い浮かんでしまい、ごはんに混じっていないかを検証。さらに口のなかにごはんを含みながら、入っていないことを確認したり、家族に大丈夫か聞いたりする。

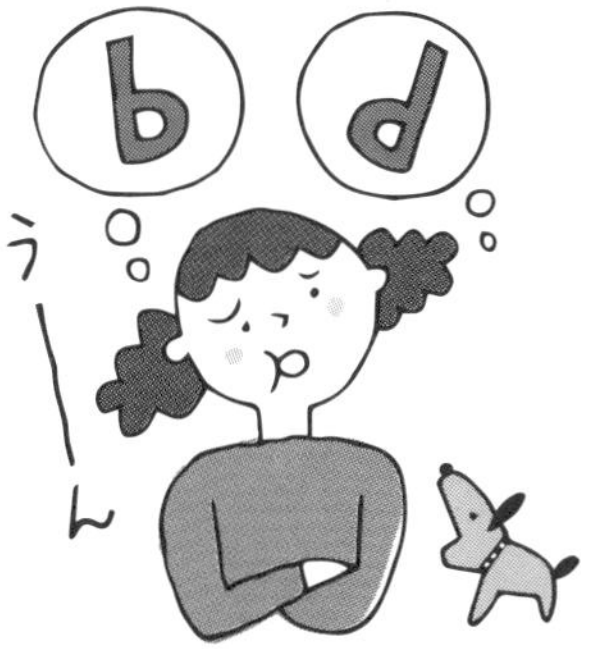
b
d
うーん

Case

重要ではないことを考え続ける

英字のbとdのどちらに丸いところがあるのか……など、本来考える必要がないことを考え続けてしまう。答えが出ても確信がもてず、さらに考え込む。

Case

レシートを見て思い返さずにいられない

レシートを見ると、そこに書かれた日時を思い返し、いくら払い、何を買い、いくらおつりをもらったかまですべて思い返さずにいられない。そのためレシートを捨てられない。

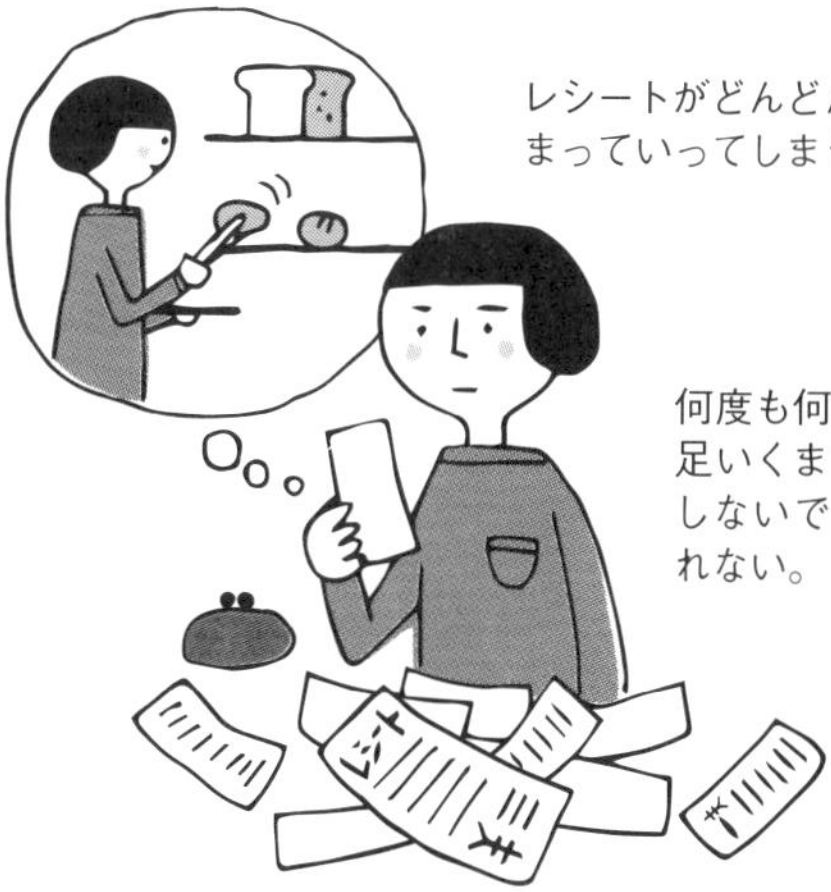

レシートがどんどんたまっていってしまう。

何度も何度も満足いくまで確認しないではいられない。

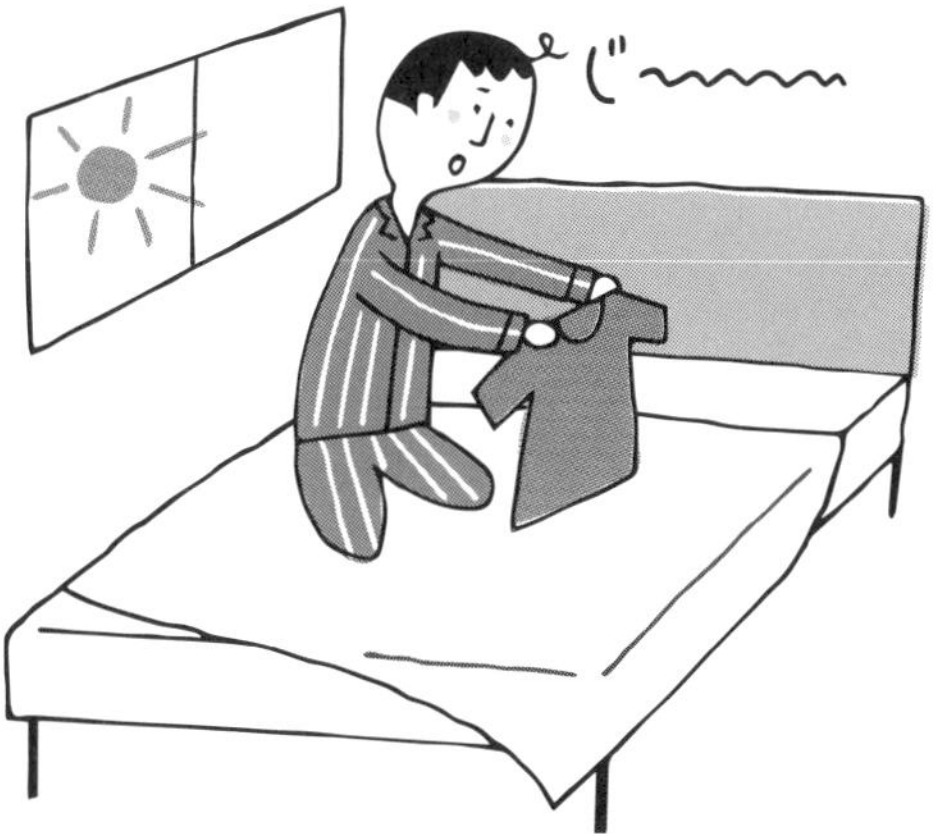
じ〜〜〜

着替えについて、頭のなかで何度もやりなおし続けている。

Case

なかなか着替えられず、ベッドに座ってじっとしている

朝起きてから着替えて準備するまでに、一つひとつの行為をしかけては、落ち着かなさを感じて、すっきりするまで何度もやりなおすために数時間を要する。何もしていないように見えても、頭のなかで行為をイメージしているため、本人は非常に疲れる。

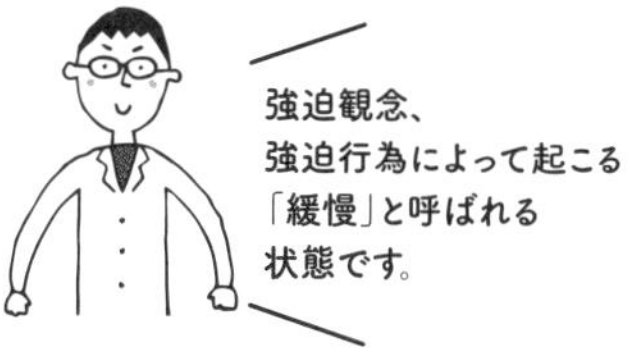
強迫観念、
強迫行為によって起こる
「緩慢」と呼ばれる
状態です。

出典：野間利昌．強迫性障害の症状には，どのようなものがあるか．精神科臨床サービス，星和書店　2015年2月，第15巻，1号，25-36.

強迫症とは❶

意識せずにやれていたことでも、なぜかやれた感じがしなくなる

精神疾患で用いられる最新の診断基準「ＤＳＭ-５-ＴＲ」では、強迫症とは、強迫観念または強迫行為のどちらか、または両方が存在する状態で、過剰な強迫観念や行為により時間が浪費され、社会機能や人間関係に支障をきたすとされています。

強迫観念は不快で、強迫行為はつらい

強迫観念の内容は、人によってさまざまです。不安や恐怖に結びつくことが多いですが、たんに「しっくりこない感覚」ということもあります。今まで意識せずにできていたことが、なぜか「本当にそれで良い」という感覚をもてなくなります。そして、そのことをそのままにしておくと、どうしようもない不快感が生じるため、その不快感を消すため、あるいはそもそも生じないように避ける行動として強迫行為を行うようになります。強迫行為をすることで、不安や不快が無くなるどころか、

DSM-5-TRによる強迫症の診断基準（抜粋）

A 強迫観念または強迫行為のどちらか、もしくはその両方が存在する

強迫観念（以下によって定義される）

- くり返される持続的な思考、衝動、またはイメージで、それは障害中の一時期には侵入的で不適切なものとして体験されており、たいていの人においてそれは強い不安や苦痛の原因となる
- その人はその思考、衝動、またはイメージを無視したり抑え込もうとしたり、または何か他の思考や行動（強迫行為を行うなど）によって中和しようと試みる

強迫行為（以下によって定義される）

- くり返しの行動（例：手洗い、順番に並べる、確認する）、心のなかの行為（例：祈る、数を数える、声を出さずに言葉をくり返す）であり、それらの行為を行うように駆り立てられていると感じている
- 行動や心のなかの行為は、苦痛の予防、緩和、恐ろしいできごとや状況を回避することを目的としているが、それらの行為は状況に対して現実的、有効的ではなく明らかに過剰である

やればやるほど本当にやれたのか自信がもてなくなり、疲れ果てるまでその行動が止められなくなります。

そして、もっとわるいことに強迫行為をすればするほど強迫観念は強く大きくなってしまいます。

なぜ不安から強迫観念が生まれるのか?

今まで普通にできていたことが、普通にできなくなってしまうのはどうしてなのでしょうか?

ここで考えていただきたいのは、強迫症の人はあらゆることに強迫症状が出ているわけではないということです。

自分が気になることには強迫症状が出ますが、他のことはとくに苦労することなく普通の行動をとることができます。

違う点は「強迫症状が出ていることに関して、不安や不快感をゼロにしようとしている」ということではないでしょうか。

「絶対にこれで大丈夫」と不安をゼロにしようとし始めたときから、強迫観念が生まれてくるといえます。

逆に強迫が生まれないことに関しては、不安をゼロにしようとしてないのです。だから強迫症状にならないということも大事なポイントです。

医療機関では問診のなかで
A・B・Cの基準すべてに
当てはまるかどうかを
みていきます。

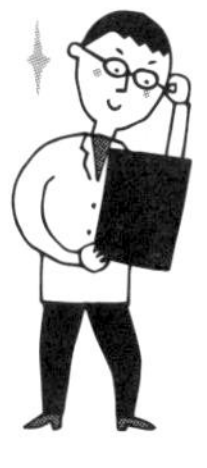

B **それらの強迫観念もしくは行為が時間を浪費させる、または、苦痛をともない社会的機能、人間関係に障害を与えている**

C **その障害は、以下のような精神疾患ではうまく説明されない。**

全般不安症、うつ病、統合失調症

出典：「DSM-5-TR　精神疾患の診断・統計マニュアル」アメリカ精神医学会（医学書院）より一部抜粋改変

強迫症とは②

つらくなるのは、真っ白を目指しているから

誰でも不安や不快をなるべく無くしたいと望むものです。しかし、実際は不安をまったくゼロにするのは不可能なことでもあります。不安をゼロにしようとするのは、たとえていうと「真っ白を目指して、白い道を歩いていくようなもの」です。白い道はきれいで快適だと思うかもしれません。でも、白い道を進んでいると、ときおり「不安」というグレーの雨が降ってきます。真っ白な道にグレーの雨粒が降ってくると、すごく目立ちますから、気になって気になって仕方なくなります。

だから一生懸命きれいにしようとして、グレーの雨粒を拭こうとしますが、拭いても拭いてもグレーの雨は次々と降ってきます。いつまで経っても拭くのを止めることができなくなります。

せっかく白い道を気持ちよく歩き、好きなところに行こうとしていたのに、グレーの雨粒を拭くのに忙しくなり、その場で立ち止まり、どこにも行けなくなってしまうのです。

白い道は苦痛の道

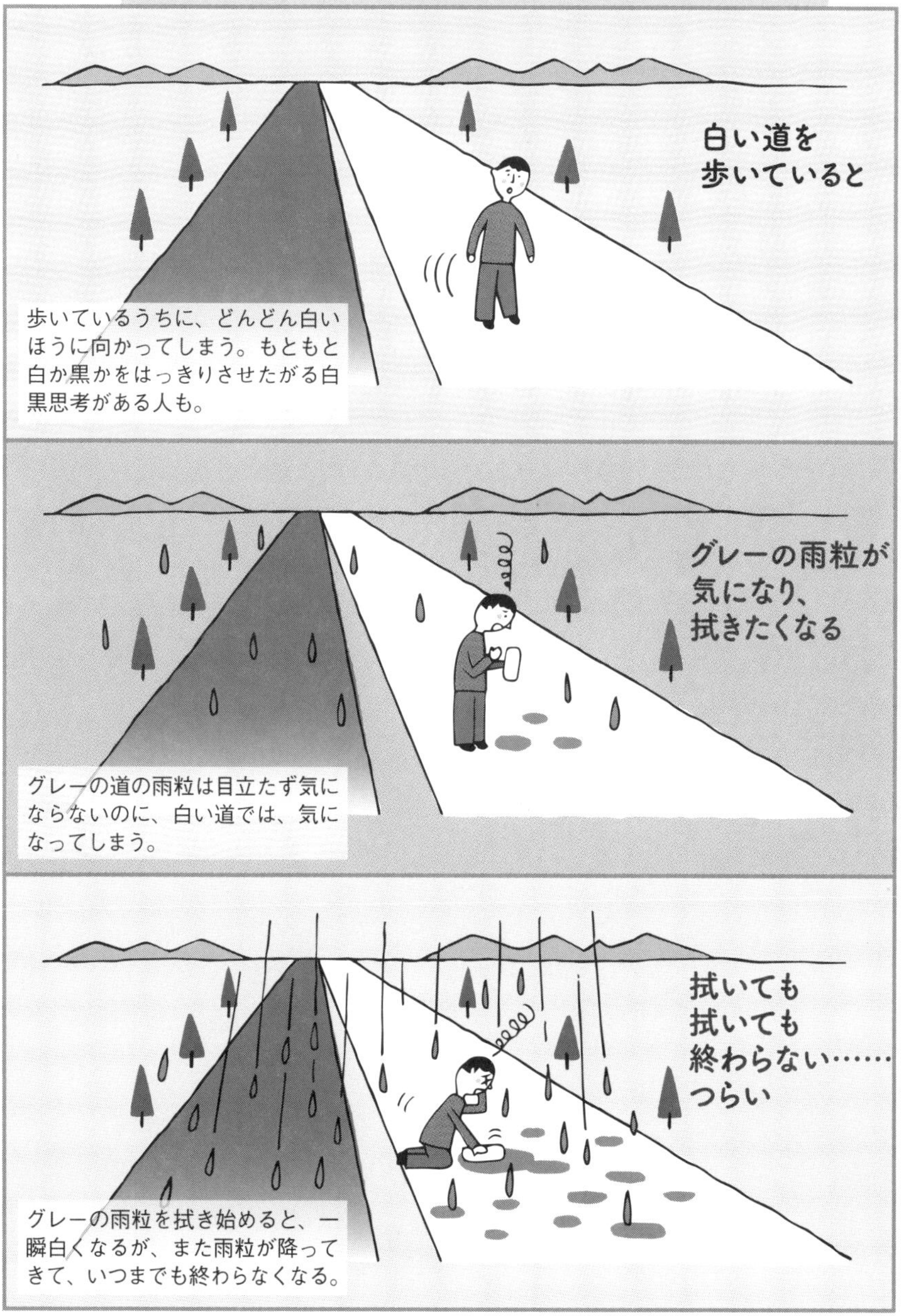
白い道を
歩いていると
歩いているうちに、どんどん白いほうに向かってしまう。もともと白か黒かをはっきりさせたがる白黒思考がある人も。
グレーの雨粒が
気になり、
拭きたくなる
グレーの道の雨粒は目立たず気にならないのに、白い道では、気になってしまう。
拭いても
拭いても
終わらない……
つらい
グレーの雨粒を拭き始めると、一瞬白くなるが、また雨粒が降ってきて、いつまでも終わらなくなる。

強迫症とは③

原因探しはやめておいたほうが良い

強迫症の平均発症時期は20歳前後ですが、児童期から発症することもあります。約25％は14歳までに発症し、生涯有病率は1～2％（50人に1人程度）です。男女比はほぼ同等ですが、男性のほうが早発傾向です。

原因はわかっていない

強迫症は遺伝や環境、ストレスなど複合的な要素が組み合わさり発症すると考えられます。しかし、はっきりとした原因はわかっていません。

一卵性の双子のうちひとりが強迫症になった後、1年後にもうひとりも強迫症になったというケースもあり、遺伝的要素は否定できません。

完璧主義の方も多いのですが、完璧主義とはかけ離れている方にも見られます。そもそも強迫症状は多彩で、性格とは関係ないことも。

また、自分では性格と思って、何とか日常生活を送っている人もいます。徐々に生活をしにくくなることもあれば、急に病状が出現したり、

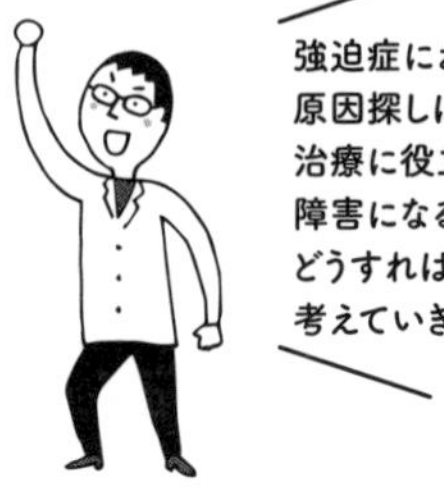
強迫症において、
原因探しは
治療に役立つどころか
障害になることが多いようです。
どうすれば治せるかを
考えていきましょう。

悪化したりすることもあります。

不潔恐怖の患者さんで、発症前は野山で排泄をしてもまったく気になることはなかったのに、しばらく留守にし、家に帰ったところで大量の虫を見たことがきっかけとなり強迫症になった方もいます。

WHYよりHOWで考える

患者さんはよく「なぜこんな病気になったんでしょう」と尋ねます。私はそんなとき「WHYではなくHOWで考えましょう」と答えます。「なぜ」と考え始めると「もしかしたらこのせいかもしれないし、あのせいかもしれない」と、考えが止まらなくなります。考えれば考えるほど「どうしてこんなふうになってしまったのだろう」と、気分が滅入ってしまいます。原因はわかっていないので考えても正解にはたどり着きません。気分が落ち込むために考えているようなものです。

なぜこんな病気になったのかと自問するよりも、「HOW＝どうすれば治せるのか」と自問したほうが良いと思います。「ここで手を洗わなければいいんだ」「ここの確認はしないようにしよう」「追求しない」「じっと見ない」など答えが見えてきます。後は実行するだけで落ち込むことも無くなります。

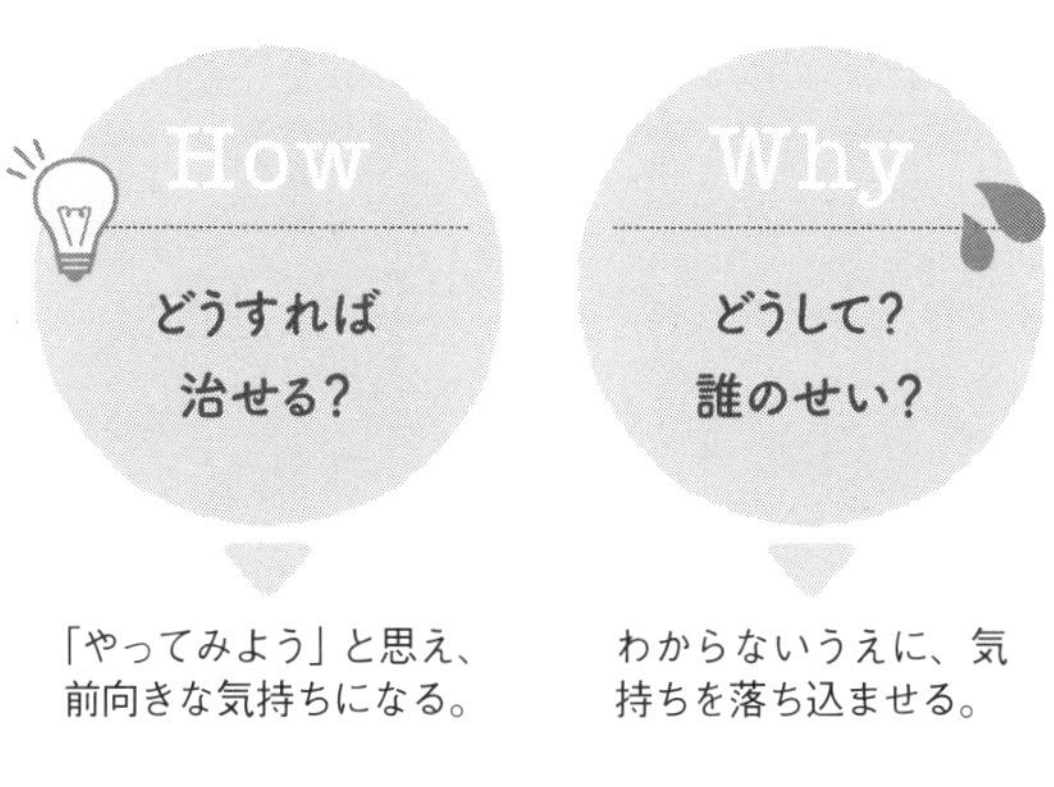
How
どうすれば
治せる？
「やってみよう」と思え、
前向きな気持ちになる。
Why
どうして？
誰のせい？
わからないうえに、気
持ちを落ち込ませる。

患者さんのケース（Aさん・男性・40代）

自分に課したルールを絶対守る！先生と自分を信じ、確認の強迫を改善

最初の治療は薬だけ。心身とも疲弊していった

パソコンをシャットダウンしただろうか？　コンセントを抜いただろうか？　30歳前後のときにこうした確認行為が始まりました。

顧客先にまで朝晩問わず何度も確認をしに行くこともありました。会社に大事な書類があるか不安になると、真夜中に1時間以上車を飛ばして会社に戻り、確かめないとならないほどでした。

最初に受診した心療内科では薬以外の治療は行われず、症状は改善しませんでした。自分でも変だと理解しているのに確認をやめられず、周囲には理解されず、心身ともに疲弊していました。

クリニックを変え、曝露反応妨害法を行うようになりました。不安で確認したい、まわりを巻き込み「大丈夫」と同意を求めたいのに、がまんしなければならないのが、いちばんつらいことでした。

自分に課したルールを守る。家族や同僚も協力

野間先生には、確認したくなったら「正常だった過去の自分に問いかける、今の自分に問いかけない」と言われました。それでもダメなときはまわりに聞き、そうだと言われたら、それ以上は絶対に確認しない。このルールを徹底しています。

「なってもいないことを気にするのではなく、なったらなったときに対処すれば良い」と言い聞かせ、暇をつくらないようにしました。

家族や同僚には強迫症のことを伝え、確認をしない、させないように協力してもらっています。これからも先生を信じ、自分に負けず、自分を信じ、引き続き治療をし、克服したいと思っています。

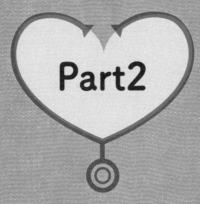

Part2

がまんするのは人生の損!

「つらい」と思ったときが受診・治療のチャンス

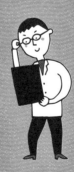

こんなつらい生活はいやだ、
何とかして治したい!
でも、自分の力ではどうにもならないと思ったら
躊躇せず外部の助けを求めましょう。

受診のタイミング

7～8年がまんする人も。「治す気持ち」が大事

強迫症の患者さんの年齢は小学生ぐらいから60代以上までと幅広く見られます。発症してもすぐには医療機関を受診しない人も多く、未治療期間は平均7～8年程度といわれています。

強迫行為が日常になり、耐えながら過ごす人が多い

治療が遅れるのは、自分でも症状が「ばかばかしい」と感じていて受診が恥ずかしい、精神科の受診にためらいがあるなどのためです。

また、強迫観念や強迫行為でつらさがあってもがまんしながら日常生活を送ってしまう方もいます。悪化のスピードが遅いと本人が少しずつ症状に慣れていくため、受診の必要性を感じにくいという点もあります。

手洗いが何分以上になると困るなど、人によって許容範囲が異なり、どの程度で受診するかは人それぞれです。そういう人でも、症状が激しくなり外出できなくなったり、家族への巻き込み（P13）がひどくなっ

今、こんな気持ちになっていませんか？

今見たものを、見た感覚がもてない。

自分のつくった無意味なルールに縛られている。

四六時中、強迫観念に思考を奪われてしまう。

ひとつの不安が次々と別の不安を生み出す。

特定の場所以外は安心できない、移動することもできない。

多くの人にとってはとるにたらないことを、考え続けなければならない。

たり、自分でも苦痛に感じるようになったりすると、医療機関の受診を検討するようになります。

別の問題でストレスが高まり、本来あった強迫症に耐えきれなくなって相談に来る方もいます。

急に悪化したら治療のいいタイミング

治療を左右するのは、本人の「治したい」という思いです。未治療期間の長短は、治り方にあまり影響しません。自分のなかで「治さなくちゃ」という気持ちが高まったときに受診することをおすすめします。

「症状がつらくて、もう耐えられない」という状況になれば、「何としてでも治したい」という気持ちが高まるものです。急に悪化したときこそが治療のいいタイミングともいえます。

自分の意思ではなく家族に連れてこられる方や「親に受診しろと言われたので」という方もいますが、治したい気持ちがじゅうぶんに高まっていないと、行動療法にとり組むことは難しいことが多いようです。

私のクリニックでは対象を中学生以上とし、自分で予約をとることを基本としています。つらい症状に苦しみ「どうしても治したい」と、治療への強い意思がある人ほどスムーズに治療が進みます。

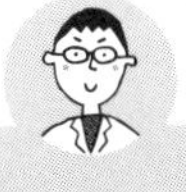

この状況をこれ以上続けたくないと思ったら、治療に踏み出してみましょう！

抑うつなどが無く、強迫症の症状だけなら先に自分で❷にとり組んでみてもOK。自分の行動を変えてみることが大切です。

❶ 精神科・心療内科を受診する➡P32

❷ 自分で行動療法に挑戦する➡Part3

医療機関での治療❶

治療方法は、薬物療法と行動療法

強迫症の治療は行動療法が基本ですが、不安やうつなどの症状が強いときには薬物療法を併用することもあります。

抑うつ・不安が強い場合は薬物療法を優先することも

極度の不安や強迫観念にさいなまれていたり、起き上がれないほど抑うつが強かったりすると行動療法はできません。ある程度活動エネルギーが高まらないと治療は開始できないので、まず薬物療法でうつ症状を落ち着かせます。

うつ病を併発している場合には、うつ病の治療を先に行います。不安や強迫観念、抑うつなどの症状がある程度落ち着いてきたら心理療法をスタートします。

強迫症はおもに曝露反応妨害法（エクスポージャー）という行動療法の技法を用いて治療します。

曝露反応妨害法では、まず自分の恐れている、または苦痛を引き起こす状態に自らの身を置いて不安な状態にします。次にその不安を和らげるために行っていた行動（強迫行為＝反応）を行わないことにより、不安な状態に徐々に慣れていくという治療法です。

強迫行為をしないでいると、最初は今までよりも不安が大きくなりますが、不安に慣れていくと不安は小さくなっていきます。最初はつらい治療ですが乗り越えるとラクになります。

治療の目標は不安を消すことではなく不安に慣れること。不安を消そうとしないことが重要です。

この治療法は、強迫観念や強迫行為が起こる状況で行う必要があります。そのため、基本的には診察室内ではなく生活の場が治療場所となります。自宅、学校、職場、電車内などで課題を行って医師に報告してもらいます。

医師は報告を聞いてアドバイスを行い、次の課題を一緒に考えます。

薬を飲まずに行動療法だけで治療する場合も

薬物療法では、おもにうつ病の治療にも使われるＳＳＲＩ（選択的セロトニン再取込阻害薬・Ｐ31）という抗うつ薬を使います。脳内の神経

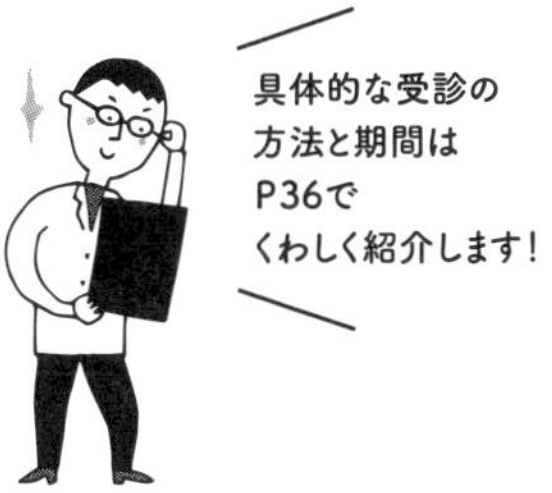
具体的な受診の
方法と期間は
P36で
くわしく紹介します！

伝達物質・セロトニンの量を調節することで、抑うつや不安を抑えます。

薬物療法についての考え方や態度は人によってさまざまです。

たとえば「とにかく薬は一切飲みたくありません」という人もいれば、「薬に触ると化学薬品が手について、それが他のものにつかないように手を拭いたり洗ったりするのが大変だから、飲みたくないんです」と、説明する人もいます。

なかには妊娠や出産のため薬を飲めない人もいます。

薬物治療法は必ずしも必要というわけではなく、医師は患者さんをみながら柔軟に対応していきます。薬を飲まずに行動療法にとり組めるならば、もちろんそれでかまいません。

うつがひどくて薬なしには行動療法ができない人には「まずはとにかく薬を飲みましょう」とすすめます。

試しに飲まないで治療を始めてみたけれど「やはり難しそうなので薬を飲みましょう」というケースもあります。医師は薬が必要だと思っても、患者さんが「絶対いやです、薬を飲むくらいならがんばります」という人もいないわけではありません。

しかし、一般的には医師のすすめがあった場合は、薬を飲んだほうが良いと思われます。

【強迫症の治療のパターン】

別の病気がある

先に強迫症以外の病気の治療

- うつ病など別の精神疾患（P34）がある場合は、その治療から行う。

強迫観念が強く、不安が抑えられず困っている

薬物療法から行動療法へ

- 不安が強すぎるうちは、行動療法（曝露反応妨害法）は難しい。
- 先に薬物療法を行い、不安を抑える。
- 活動エネルギーを高め、行動療法に臨めるようにする。

どうしても薬物療法を受けたくない　**薬物療法により不安が減ってきた**　**強迫症を治したいという気持ちが強い**

先に行動療法

- 曝露反応妨害法を行う。
- 曝露反応妨害法にとり組み、その過程で不安が強くなってきた場合は、薬物療法もあわせて行う。

強迫症の薬物療法

SSRI（選択的セロトニン再取込阻害薬）の種類

- フルボキサミン（製品名：ルボックス、デプロメール）
- パロキセチン（製品名：パキシル）
- セルトラリン（製品名:ジェイゾロフト）
- エスシタロプラム（製品名:レクサプロ）

効果

- 脳内の神経伝達物質セロトニンの働きを増強し、抑うつを和らげ、意欲を高め、うつ病や不安障害に効果がある。

副作用

- 吐き気や頭痛、不眠など。
- 長期服用で性機能障害も。

強迫症の行動療法（曝露反応妨害法）

曝露反応妨害法とは

基本的にホームワークが中心になります

自分が不安、恐怖を感じる状況に自らの身を置いて、強迫観念を感じながらも、それを打ち消すための行動（強迫行為）をあえてとらないでいることで、不安な状況に慣れていく。

目標

- 不安を消すのが目標ではなく、不安に慣れることを目指す。
- 不安を消そうとしないことが大切。

方法

- 強迫観念、強迫行為が起こる状況で行う。
- 診察室内でなく生活の場が治療場所になる。
- 自宅、学校、職場、電車内などで課題を行い、医師に報告。
- そのうえで医師がアドバイスをし、さらに課題を行う。

医療機関での治療②

精神科、心療内科で治療。行動療法は事前に確認を

強迫症は基本的にどこの精神科でも心療内科でも対応してくれます。薬物療法のみという医療機関もあるため、行動療法（曝露反応妨害法）を受けたい場合は実施しているかどうかを事前に電話などで問い合わせてみるといいでしょう。

数年前に来院した患者さんは、来院時すでに10年近く強迫症に悩んでいました。意を決し近くの精神科を受診し薬物療法を受けました。薬物療法を受けて気分の落ち込みや不安感は和らぎましたが、強迫症状はあまり改善なく数年が経過しました。主治医に行動療法を受けてみたいと相談したところ、当院を紹介され治療開始となりました。

転院後、熱意をもって行動療法にとり組んだところ、半年ほどで症状は改善していきました。

このように強迫症は適切な治療を受ければ治せる病気です。あきらめずに受診してみてください。

治療経過を見るため評価スケールを使うことがある

自分の強迫症がどの程度重症なのかは、「Yale-Brown Obsessive Compulsive Scale（Yale-Brown　強迫観念・強迫行為評価スケール）」ではかることができます。

スケールの前半部分は、強迫症状のタイプが書かれており、自分の症状を把握するのに役立ちます。

後半部分で強迫観念と強迫行為に分けて評価するのですが、強迫観念（意思と関係なく浮かんでしまうこと）と頭のなかの強迫行為（不安を消すために自分の意思で行う）とを区別して評価するようにしてください。

治療の前後にはかるなど、治療の進展を客観的に知るのに用いると良いでしょう。

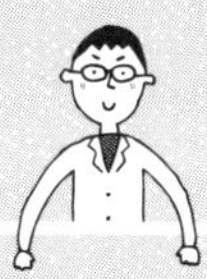

自分の強迫症のタイプと症状の程度を知る

日本不安症学会の以下の URL から、「自己記入式 YALE-BROWN 強迫観念・強迫行為評価スケール（Y-BOCS）日本語版」をダウンロードしてチェックリストにチェックをしてみましょう。強迫観念のタイプと、症状の重さを客観的に知ることができます。

●日本不安症学会　自己記入式 YALE-BROWN 強迫観念・強迫行為評価スケール（Y-BOCS）

URL　https://jpsad.jp/files/JSARD_recommended_scale_Y-BOCS.pdf?1718591812

併発する病気

脳の疲労でうつ病に。困り感をみて鑑別する

強迫症は単独で現れることもありますが、うつ病など他の精神疾患との併存や併発も珍しくありません。

うつ病との関係が大きい

うつ病を併発していると行動療法を行うエネルギーが湧いてこないので、まずうつ病の治療を優先させなくてはなりません。

うつ病の急性期は起き上がることもできないことがあります。薬を使ってうつ病を治し、「強迫症を治したい」という意欲が湧いてきたら曝露反応妨害法をスタートさせます。

強迫観念や強迫行為は脳のエネルギーを非常に消耗するので、脳がとても疲弊します。脳のエネルギーが低下するうつ病を併発していると、なおさら気持ちが落ち込んでいってしまいます。強迫症を治すためには、しっかり療養し、うつ病を改善させることが重要なのです。

他には、双極性障害（躁うつ病）でうつ症状が現れている場合もありえます。双極性障害が併発する場合もそちらの治療を優先させる必要があります。

また、強迫症はパニック障害が併存することもあります。パニック障害は強迫症と同じ薬がきき、行動療法のひとつである段階的な曝露療法も効果があるので、一緒に治療が可能です。

困り感がない場合は別の病気を考える

ＡＳＤ（自閉スペクトラム症）など発達障害には強迫症に似た症状が見られることがあります。多くの場合、本人には違和感がありません。

ＡＳＤのこだわりからくるくり返し行動は、強迫症の治療をしてもあまり効果がありません。そもそも本人が「ばかばかしい」とか「こんなことやめたい」とも思わないので、行動療法には乗りにくいことが多いのです。本人が違和感を覚えるところが少しでもあり、苦しい、困ったと思う部分については行動療法で改善することがあります。

統合失調症でも頻回の手洗いなどが見られることがありますが、やはり強迫観念とは少し違います。本人は「困りごと」とは感じていないことが多いようです。

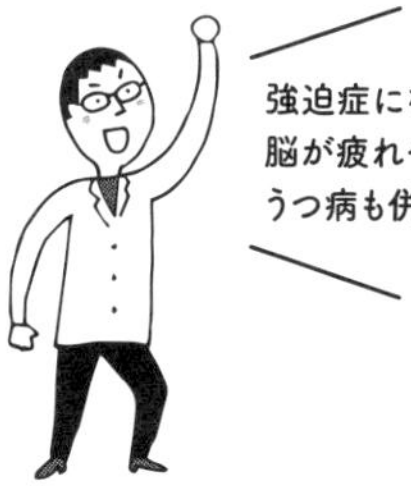
強迫症になると
脳が疲れやすいため、
うつ病も併発しやすいのです。

治療の見通し

平均6か月〜1年くらいで通院しながら治していく

全体の治療期間は人によって異なります。早い人だと3か月ぐらいで良くなることもありますが、平均6か月から1年ぐらいかかります。

大事なのは、曝露反応妨害法を通じて強迫症とのつき合い方のコツをつかむことです。治療初期にできるだけ早くコツをつかむことがポイントなので、最初の1〜2か月は週に1回受診してもらい、こまめにやったことをふり返り、主治医からアドバイスをもらいます。

コツがつかめてきたら2週間に1回、3週間に1回、4週間に1回という具合に間隔を空けていきます。

受診初期のほうが「困っている」「早く治したい」という思いが強く治療への動機が高いので、その熱意を原動力に苦手なことにチャレンジしていきます。治療期間が長引いても「治したい」という動機が継続していれば問題ありません。半年から一年は理想となる目安ですが、人によって数年かけて治す方も多くいます。焦らず治していくのが大事です。

【治療期間の目安】

受診

- 問診により、うつ病などの併発はないか、他の病気の可能性はないか、病気の鑑別を行う。
- チェック票等で強迫症のタイプや重症度をはかり、診断が下る。

1か月

- 最初は週1回程度の期間で受診する。
- 不安、恐怖、抑うつが強く出ている場合は、薬物療法を行う（P29）。

2か月

- 行動療法（曝露反応妨害法）を行う（P28・Part3）。

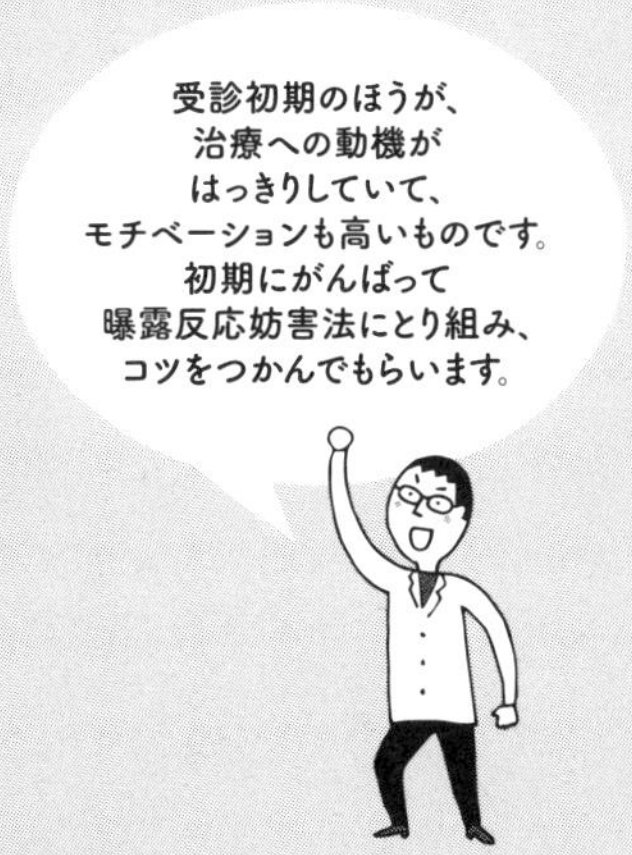
受診初期のほうが、
治療への動機が
はっきりしていて、
モチベーションも高いものです。
初期にがんばって
曝露反応妨害法にとり組み、
コツをつかんでもらいます。

3か月

- 行動療法を続けるなかで、強迫症への対処のコツがつかめてきたら、受診の期間を2週に1回へとのばしていく。

6か月

- 経過が順調なら、受診期間を3週に1回へとのばしていく。

1年

- 半年以上、1〜2年のうちに症状が改善されていく。

患者さんのケース（Bさん・女性・30代）

好きな本を読むとわるいことが……。小学生の自分を思い出して克服

これ以上強い薬はいや。行動療法にとり組むように

もともと中学２年生の頃に起こった不潔への恐怖がありました。それ以降、確認行為、儀式行為、加害恐怖などの症状が重なっています。なかでも生活への影響が大きいのが儀式行為です。

本や漫画が好きで、学生時代は毎日のように書店や図書館に通っていました。社会人になり、仕事上のトラブル、多忙による疲れからストレスをためるようになると、「書店や図書館に行くと次の日にわるいことが起こるのではないか」「本や漫画を読むと仕事でミスをし怒られるのではないか」と思うようになりました。好きなことをするということが強い不安と結びつくのです。

最初は別のクリニックで薬物療法を行っていたのですが、職場の配置異動で症状が悪化。これ以上強い薬を服用するのに抵抗があり、強迫性障害専門外来がある野間先生のクリニックに転院し、曝露反応妨害法を受けました。

回数を重ねることで改善していく

私の課題は、たとえば仕事終わりに好きな本を読むことです。ある程度できるようになったら、レベルを上げ、項目を増やし反復します。回数を重ねることが重要です。

強迫行為をやめることで不安は強くなりますが、先生に「強迫症以前の自分と比較して」と言われてから、小学生の自分を思い出しています。

また、仕事終わりにジムに通い、何も考えない時間をつくるようにしています。

症状のなかに「他人の巻き込み」は無く、家では父親に、職場では上司にのみ通院を伝えています。

Part3

打倒、強迫症！
ホームワークの悩みをサポート

自宅でできる
曝露反応妨害法

強迫観念が生まれる状況に
あえて身を置き、
強迫行為をしないことで、
不安や恐怖の悪循環を断つ治療法です。
強い意思と日々の努力で、
強迫症を改善していきましょう。

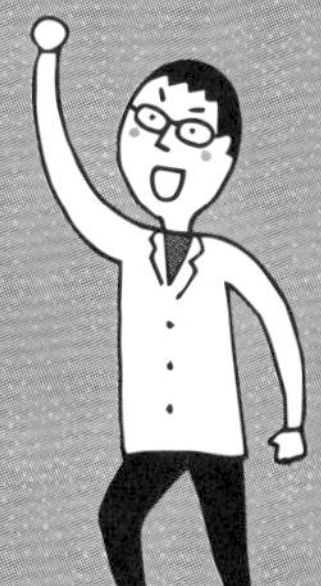

曝露反応妨害法❶

コツをつかみ、自主的にがんばる

強迫症の治療は行動療法のひとつの技法である曝露反応妨害法という方法を用います。

うつ病でよく用いられる認知療法が認知（ものの見方）に働きかける比重が大きいのに対して、行動療法である曝露反応妨害法は直接行動の修正を行います。行動の修正を積み重ねることにより徐々に認知が修正されていきます。

行動療法は現在の問題に対処し、主体性が重視される

曝露反応妨害法では、強迫行為を引き起こすような状況に自分自身を直面（曝露）させます。どんなに強い不安が生じても強迫行為を行わず、時間が経過するにつれて不安が弱まっていくことを経験します。これを何度もくり返し不安に慣れていきます。

たとえば「手がすごく汚い（強迫観念）」→「いつまでも手を洗う（強

迫行為）」が生じる場合、「手を洗うのをほどほどにする（行動を修正）」↓何度もくり返して練習↓「手は少しくらい汚れていても気にしなくていいか」というふうに認知が修正されます。

曝露反応妨害法は過去のできごとや深層心理の解明よりも、現在の具体的な問題や症状への対処に焦点を当てます。不安や強迫観念を無くすことが目的ではなく、強迫観念が浮かんでも「別にこんなのどうでもいいか」と思えるようになる、すなわち不安に対する耐性を高めることが目的です。医師は強迫行為や強迫的な思考パターンを変えていく手助けをしますが、行動を変える主役は患者さん自身。この治療では主体性が重要になります。

グレーを受け入れることが大切

前述したように強迫症になると、そのことに対して白か黒で区別して、「白を目指す」ようになります（Ｐ20）。白を目指すと、小さな黒い点やグレーの点があるだけでも気になって仕方なくなり、その点を消そう消そうとして疲れ果ててしまいます。

強迫症を治すうえでいちばん大事な考え方は、白を目指すのをやめて、グレーを目指すことにあると私は考えています。患者さんには白でも黒

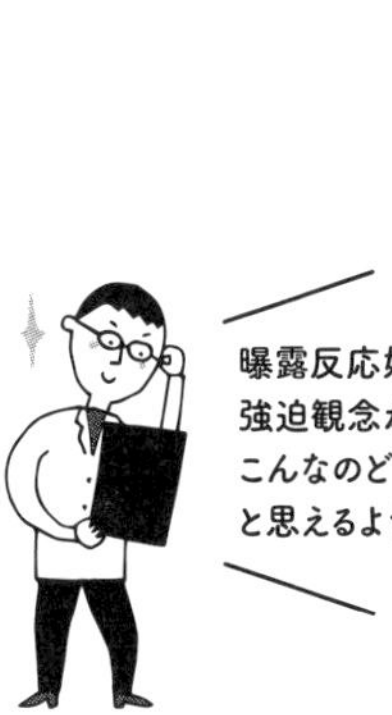
曝露反応妨害法では、
強迫観念が浮かんでも、
こんなのどうでもいい！関係ない！
と思えるようにしていきます。

でもない「グレー」を目指し、グレーを「受け入れる」ことを目標にしてもらいます。

たとえば誰でも床の汚れは気になります。気にするのは普通のことです。しかし、汚れを消そうと何時間も床を拭いてしまい疲れ果ててしまうほどなら病気です。

こうした強迫観念が浮かんだときの不安に「慣れる」ためには、強迫行為をしないでやり過ごすことをたくさん経験する必要があります。「回数をこなす」ことが大事です。

行動療法は、学習やトレーニングと同じです。くり返し行うことで身につきやすくなります。

強迫行為を治すときも、一度や二度強迫行為をやめても不安に慣れることはできません。何度も何度もくり返すことが大切です。そうすると、いつのまにか不安は小さくなります。

また、ひとりで課題にとり組んで成功する人もいますが、客観的に自己を見つめ、一度染みついた行動のクセを変えていくのはなかなか難しいものです。

コツをつかめるようになるまではなるべく頻繁に（できれば毎週）受診し、医師に軌道修正してもらうといいでしょう。

《グレーに向かって軌道修正》

医師の指導を受けながら、グレーを目指す

つい白に向かって行ってしまうのが強迫症の患者さん。医師の指導のもとで、曝露反応妨害法を行うことで、白ではなくグレーを目指すようにする。

コツをつかむまでは医師の手助けが必要。
あそうか
キリッ
グレーに行くんですよ
グレーの道
グレーの道なら、多少の黒い点（P21）があっても気にならない。
診察時の医師のアドバイスで軌道修正。

ひとりでグレーを歩けるようにする

曝露反応妨害法を続けるうちに、ひとりで強迫行為をコントロールできるようになる。強迫観念におびやかされず、不安（グレー）があっても気にならなくなっていく。

グレーの道をまっすぐ歩けるようになる。
ふたたび症状が現れ、白に向かうようになったら、曝露反応妨害法を再開し、方向転換。

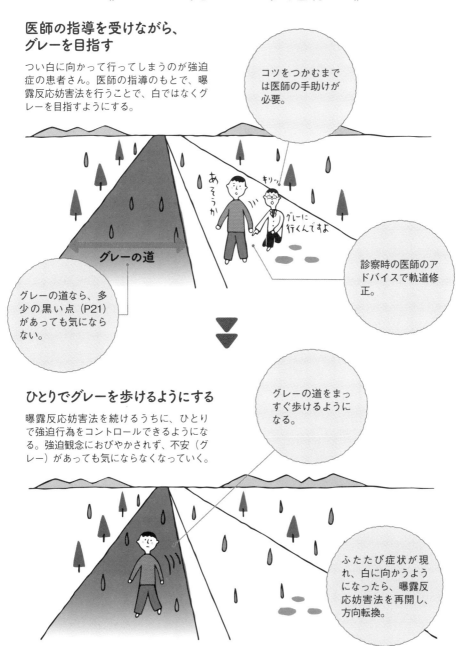

曝露反応妨害法②

診察時にアドバイスをもらい、ホームワークで実践する

「はい、わかりました、がんばります」と言ってみる

保険診療の場合、多くはひとり当たり10～15分くらいの診療時間になります。限りある診療時間を有効に使うために、医師に伝えるポイント、質問したいことをある程度考えておき、自分にとって重要と思われる質問から順に話すことをおすすめします。

診察時に医師から提案された治療に対し、「でも」「だって」「どうしても」などの言葉はなるべくつかわないほうが良いでしょう。長年、多くの患者さんを治療してきた経験上、早く良くなる患者さんは、これらの言葉をつかわない傾向があります。アドバイスを受けたことを素直に聞く方ほど、改善が早まります。その方々も心のなかでは「えーっ！大変だなぁ」と思っていたのだと思います。でも「がんばってやります」と言えば、言行一致させようとするのが人間です。ぜひ、「はい、わか

りました、がんばります」と言ってみましょう。

ホームワークを支えるのは医師からのアドバイス

行動療法では、診察そのものより自宅で課題を継続するホームワークが重要になります。

私はピアノのレッスンにたとえて話しています。ピアノのレッスンでは、与えられた課題を家で練習し、先生の前で弾き、先生から「ここはこうするといいよ」などのアドバイスをもらいます。

先生のアドバイスを参考に、次のレッスンまで練習し、また先生の前で弾いて次のアドバイスをもらいます。レッスンより練習（ホームワーク）に費やす時間のほうが圧倒的に長いはずです。

行動療法も自分で課題を実践し、それを記録し受診時に持参します。自宅でやったことを医師に伝え、医師からアドバイスをもらいます。アドバイスを参考にして次の受診まで課題をくり返します。

ホームワークに前向きにとり組み、継続させるためには、医師からのアドバイスが欠かせません。定期的に受診し、次回受診までの課題を医師と約束し、次の受診で報告しようと思うことが治療への動機づけにもなります。

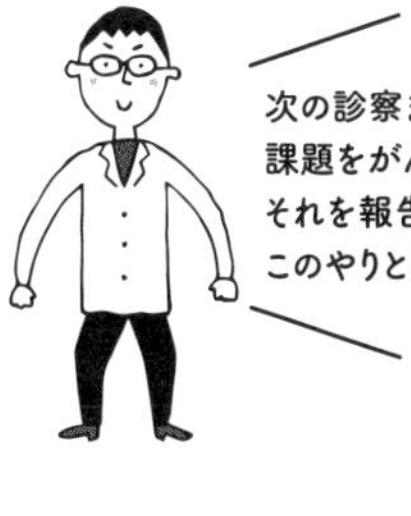
次の診察までに
課題をがんばってくる。
それを報告してもらい、医師がアドバイス。
このやりとりが大切です。

現在やっていることをレベル別に書き出す

まずは症状を把握する

まず、自分の現状を把握するために症状を書き出します。ポイントは、時間や回数、状況などをできるだけ具体的に記すこと。たくさん書かなくてはいけないと思うとプレッシャーになるので、無理せずできる範囲内で簡潔に書きましょう。

紙に書き出すと自分の困りごとや何をするべきかが明確になります。

1. 自分がやっていることを書き出す

POINT 1 目標ではなく、現状を把握する

たとえば…

新聞に触れるようになる ＝ 目 標

▼ 修正

新聞に触ったら、手を洗う ＝ 現 状

自分自身が何について悩んでいるのかを明らかにするために、症状を書き出す。こうなりたいという目標ではなく、現状をそのまま記し、自分を客観的に捉えなおす。

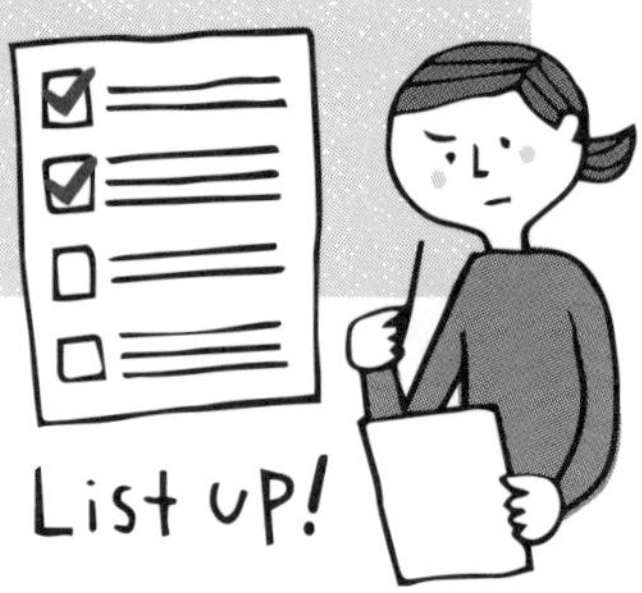

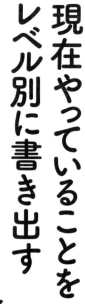

後から見返して整理するので、思いつくままに、どんどん書いていく。

解像度をあげて、細かく自分の行動をふり返る

リストを書くときはあいまいな部分を明確にし、細かく具体的に行動を記しましょう。大雑把だと、目標が立てにくくなってしまいます。

ただし、最初から完璧なリストをつくろうとは思わないことです。強迫症の人は理想にとらわれがちなので注意が必要。「お試し」のつもりで書いて、それを第三者目線で見なおし、あいまいなところがないか考えてみましょう。いったんアウトプットすると、客観視しやすくなります。

POINT 2 時間や回数、状況を具体的に

たとえば… すぐに手を洗ってしまう

▼ 修正

ゴミ箱にゴミを捨てに行った後、２～３回手を洗う

いつ、どんな状況で？　　何回、何分、何時間？

いつ、どんな状況で強迫行為が起こるのか。それは何分間続くのか。何回やってしまうのか。どんなやり方をしているのか。できるだけ具体的に文字に書き記していく。

POINT 3 強迫観念だけでなく強迫行為まで書く

たとえば… お金を不潔なものだと感じる（強迫観念）

▼ 修正

お金を不潔なものだと感じ、（強迫観念）

お金に触ったら、指１本ずつ念入りに洗う（強迫観念を打ち消すための強迫行為）

○○が不安（怖い・汚い）で終わらせるのではなく、○○が不安で、△△ということをしてしまう（避けてしまうのか）まで書くようにする。

POINT 4 回避している行動がないか思い出す

□あらかじめやらずにおこうと心がけていることは？

□発症以前にはやっていたのに、あえてやめていることは？

強迫症を恐れ、避けることが当たり前になっていると「回避行為」を思い出せないことがある。課題を出すときに、自分に回避行為がないかどうかをふり返ってみる。

POINT 5 家族やまわりの人を巻き込んでやっていることをふり返る

自分でしてしまう強迫行為以外に、他人を巻き込んで行っている強迫行為についても列記する。家族やまわりの人に頼んでやってもらっていることや、避けてもらっていること（回避行為）がないかをふり返る。

たとえば…

買ったものはすべて除菌ペーパーで拭いてもらう

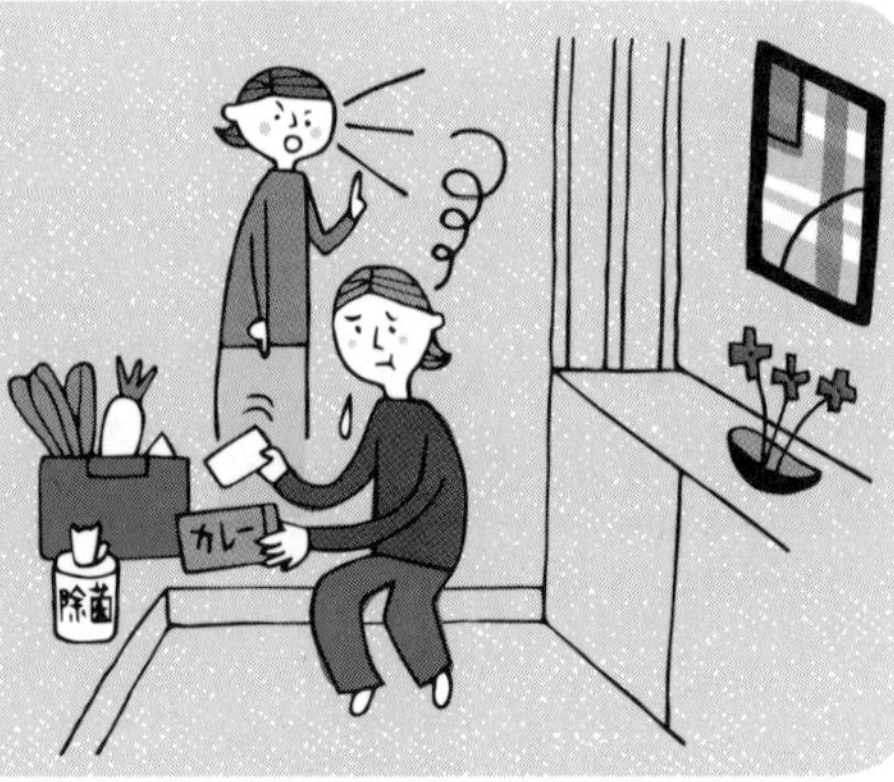

POINT 6 頭のなかで行っている強迫行為がないかを考える

強迫行為を打ち消したり、和らげたりすることを、実際の行為ではなく、頭のなかでやっていることがないか。

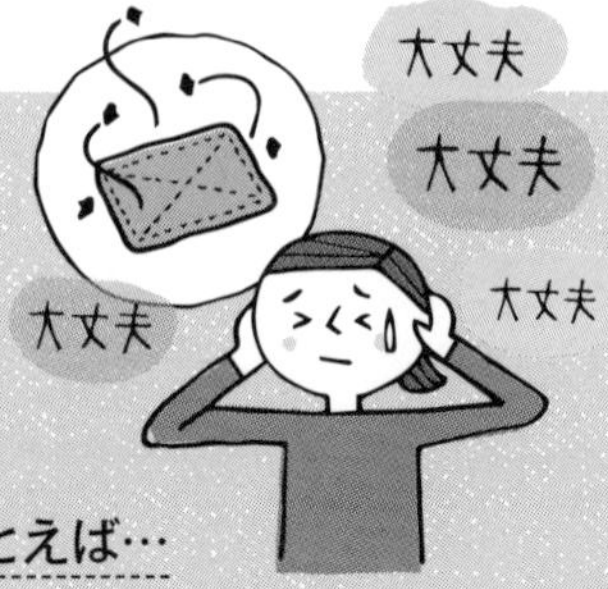

たとえば…

いやな考えが浮かんだら、「そんなこと絶対ないから大丈夫」と何度も頭のなかでとなえる

たとえば…

いやなイメージが浮かんだら、良いイメージを思い浮かべて、上書きして打ち消そうとする

2. 3段階の難易度でレベルわけする

自分の感覚でかまいません。
レベルわけしてみましょう。

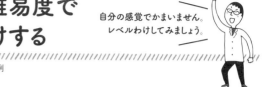

＊不潔恐怖と洗浄強迫の一例

★☆☆

Level 1　がんばれば、がまんできそう

- □新聞に触ったら、手を洗う
- □掃除機を使ったら、石鹸で手を洗う
- □一日に 2～3回シャンプーする
- □家族と同じタオルが使えない
- □濡れた手を拭いた後のハンカチをバッグに入れられない
- □お金が汚いため、財布を一度でも使ったら、帰宅後にバッグ内で財布に触れている化粧ポーチを除菌ティッシュで拭く。
- □ハンカチは未使用でも洗う
- □自分宛の郵便物を除菌ティッシュで拭く
- □共有スペースにあるティッシュは、一枚目を捨てないと使えない
- □一度でもトイレに行くと、その後自分の体に触れない
- □買いもの時、いちばん手前に陳列されているモノは買わない
- □買った物品を、除菌ティッシュで拭いてから使用する
- □自分がよく使う食器は自分で洗い、しまう（家族が洗ってくれても洗いなおす）

★★☆

Level 2　がまんするのが難しい

- □届いた郵便物や宅配便の荷物に触ったら、手を洗う
- □ゴミ捨て場にゴミを捨てに行った後、2～3 回手を洗う
- □自分の抜けた髪さえ不潔に感じて、触れたら手を洗う
- □部屋に虫がいたら、部屋にある物品すべてを除菌ティッシュで拭き、洗濯物は洗いなおす
- □冷蔵庫やリビングのテレビのリモコン、エアコンのリモコン、照明スイッチ（家族がよく触るもの）に触ったら手を洗う
- □洗濯物を外に干せない（つねに部屋干しする）
- □不潔と感じる人の書類に触れることができない
- □不潔と感じる人のデスクに書類を直に置けない
- □会社の共有冷蔵庫内の他者の飲料等に触れたら手を洗う
- □混雑した電車に乗れない
- □トイレに行くのが怖く、なるべくがまんする（とくに自宅以外）

★★★

Level 3　がまんするのが極めて難しい

- □お金を触ったら、手を洗う（指を一本ずつ、念入りに）
- □トイレに行った後、ひじの上まで石鹸で洗う
- □会社で、自分の文房具や PC、電話等、デスクまわりの物品を他者に触られた場合には除菌ティッシュで拭く
- □自室以外裸足で歩けない
- □床に落ちたものは拭く（自室の床もダメ）
- □手すり、吊革、ドアノブ、エレベーターのボタン、タッチパネル等に触れない（みんなが触りそうな部分を避けて触る）
- □自分と家族の洗濯物をわけて洗う
- □電車で床にバッグを置く人に近づかない（そのバッグが体に当たるのがいや）

目標を決め、がまんして実践。行動の結果だけを見て評価する

初期にたくさんがんばる

初期に量をこなすことで早く慣れることができます。また、いやなことをひとつだけやると記憶に強く残りますが10個、20個……とやっていくと全部は覚えていられなくなり、どうでもいいやという気持ちが出てきます。最初はつらいものですが、NO PAIN, NO GAIN（苦しみなくして得るものなし）。早速目標を決めてチャレンジしましょう。

《記録票のつけ方》

やってみたい、気になる課題を５～６個ピックアップし記入。
その日の行動の結果を◎～×で評価する。

7月7日	7月8日	7月9日	7月10日	7月11日
◎	◎	△	◎	◎
△	○	△	×	○
○	―	◎	―	◎
△	―	―	△	―
×	×	△	△	○

POINT 2

4段階で評価する

◎から×まで4段階で評価する。いやな気持ちになったり、不安になったりしたことは評価の対象外。行動の結果だけを見る。

◎：9～10割がまんできた（強迫行為をしなかった）
○：7～8割がまんした
△：5～6割がまんした
×：2～3割以下しかがまんできなかった
（あるいは4割程度＝これまでと変化なし）
―：課題をやるチャンスがなかった

考えて、工夫し、挑戦し、試行錯誤してから受診を

現状把握のリストから記録票（下）をつくり、達成度を評価します。評価の対象は「強迫行為をしたか、しなかったか」という行動のみ。不安や不快な感情が生じても評価しません。最初は×ばかりでも気にしない。もともとできなかったのだから、できなくても当たり前。落ち込むより、どうすればできるのか、どこに気をつければいいのかと考えることが大事です。自分で考えて、工夫し、挑戦し、試行錯誤してから診察を受けましょう。

POINT 1
課題は5～8個程度まで
1～2週間でとり組む課題は5～6個がベスト。多くても7～8個まで。多すぎると、課題自体を把握できなくなる。

課　題	7月5日	7月6日
新聞に触っても、手を洗わない	△	○
家族と同じタオルを使う	×	×
洗濯物を外に干す	—	○
不潔と感じる人の書類に触れる	△	△
トイレに行った後、ひじの上まで石鹸で洗わない	×	×

【いちばんがんばったこと】

7月6日　新聞に触って、手を洗わずにお手拭きで拭いてみた

月　日

POINT 3
課題はチャンスが多いものからでOK
課題はやりたいものでOK。治療のチャンスが多いものからやると良い。Level 3でもいつも困っていて早く治したいならとり組んでみると良い。

POINT 4
がんばったことをメモする
その日いちばんがんばってがまんしたことを簡潔に1～2行メモしておく。できないことばかり考えがちだが、できたことに目を向け、記録することでモチベーションが高まる。

【評価】

◎：9～10割がまんできた
○：7～8割がまんした
△：5～6割がまんした

×：2～3割以下しかがまんできなかった（あるいは4割程度）
—：課題をやるチャンスがなかった

	月　日	月　日	月　日	月　日	月　日	月　日	月　日

月　日	
月　日	
月　日	

毎日よくがんばりましたね！

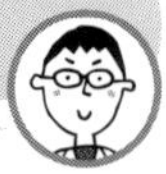

Let's try!

月　　週目の記録票

課　題

【いちばんがんばったこと】

月　　日	
月　　日	
月　　日	
月　　日	

治療のアドバイス❶

強迫観念は麻薬の売人。無視・放置し、相手にしない

強迫症は、頭に浮かぶ強迫観念を打ち消すために、「ばかばかしい」と思いながらも強迫行為をくり返してしまう病気です。では頭に浮かんでくる強迫観念にはどう対処すればいいのでしょうか。

強迫観念は麻薬の売人、強迫行為は麻薬を買うこと

私は、強迫観念と強迫行為の関係を麻薬の売人と麻薬中毒の人の関係にたとえることがあります。売人は麻薬中毒になっている人に電話をかけて麻薬を売り込みます。中毒の人は売人からの電話があるたびせっせと麻薬を買ってしまいます。買えば買うほど売人は売りに来るので、いつまで経っても麻薬をやめることはできません。

麻薬をやめようと思ったらどうするか。電話に出ない、家に来ても居留守を使う。最初はドンドンとノックしてきますが、そのうちあきらめて帰っていきます。来るたびに居留守を使っていると、売りに来なくな

るものです。強迫観念が浮かんできたときは、どんなに不安でも、不快でも相手にしない、無視する、ほうっておく。ほうっておいて相手にしなければ、強迫観念はあまり現れなくなります。現れても強い不安をともなわなくなります。不安でなくなると、生活への影響も無くなります。

頭が暇な時間をつくらないように、やることで埋めていく

強迫観念を相手にせず無視しようとすると、最初は不安が湧き上がってくるでしょう。治療では、その際にどう過ごすかが重要です。何でもいいので、とにかく別のことをしてください。あらかじめ何をするか候補を挙げて準備しておきましょう。

強迫観念が浮かんだときにいちばんやってはいけないことは、何もしないことです。やることが何もないと心が不安に支配されてしまうため、忙しくしたほうが良いのです。学校や仕事も可能なら継続します。頭や体を動かしていたほうが、強迫につけいる隙を与えません。

抑うつが強くて起き上がれない人はうつ病の治療を優先しますが、起き上がれるようになったら学校や仕事に行くようにしましょう。外に行かない場合でも家事などできることをやりましょう。強迫症は社会に関わっているほうが改善しやすい傾向にあります。

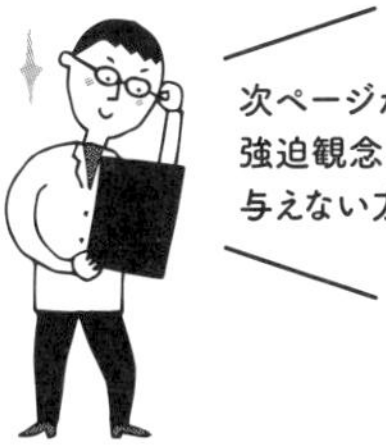
次ページから、
強迫観念が入り込む余地を
与えない方法をご紹介します！

不安が
大きくなったら
どうする?

強迫観念が浮かんだときにすぐにやるべき8つのアイデア

強迫観念が浮かんだとき、それにまじめに反応し、強迫行為で打ち消そうとするのは「麻薬の売人」の思うつぼ。いつまで経っても悪循環から抜け出せません。

「いてもたってもいられない不安や恐怖」を無視するには、散歩、料理などで体を動かしたり、読書など興味のあるものに関心を向けたりすると良いでしょう。

人の声を聞くとそちらに注意が向くので、ラジオのトーク番組も効果的です。また、浮かんできた強迫観念はギャグや替え歌、ドラマや漫画の決め台詞などで茶化すのも有効。

強迫観念が浮かんだときにやることをできるだけ具体的にリストアップしておくと役立ちます。

IDEA 1 やることリストをつくる

家のなか、外出中、起床時、寝る前など場面を想定し、やることを決めておく。

強迫観念が浮かんだときに、すぐにできることをリストアップしておく。このとき下の例のように、内容を具体的に書き、考えずにそのまま行動に移せるようにしておくのがコツ。

内容を具体的にしてみよう!

動画を観る
↓
YouTubeの「○×チャンネル」を視聴する

カフェに行く
↓
カフェに行き、ハーブティを飲む

《やることリスト》

- ○電車に乗る
- ○喫茶店に行く
- ○植木に水をやる
- ○鉛筆画を描く
- ○英会話アプリで英語を勉強する
- ○雲を観察する
- ○星を観察する
- ○壁ヨガをする
- ○写真を撮る
- ○花を買いに行く
- ○クロスワードパズルを解く
- ○××さんのブログを読む
- ○アプリで将棋をする
- ○ジグソーパズルを解く
- ○オンラインで映画を観る
- ○オンラインでドラマを観る
- ○R&Bを聴く
- ○古着をリメイクする
- ○フリーマーケットに行く
- ○アイスクリームを食べる
- ○デイキャンプに行く
- ○ハイキングをする
- ○カフェに行き、ハーブティを飲む
- ○コロッケを買いに行く
- ○スケッチブックを持って公園に行く
- ○自転車に乗る
- ○ウォーキングをする

IDEA 2 ラジオをかける

人の話し声は、つい耳をそばだててしまい、話を聞いているあいだは別のことを考えづらくなる。ラジオやオーディオブックのように、声のメディアなら、横になっているときでも、移動中・作業中でも話し声を聞くことができる。

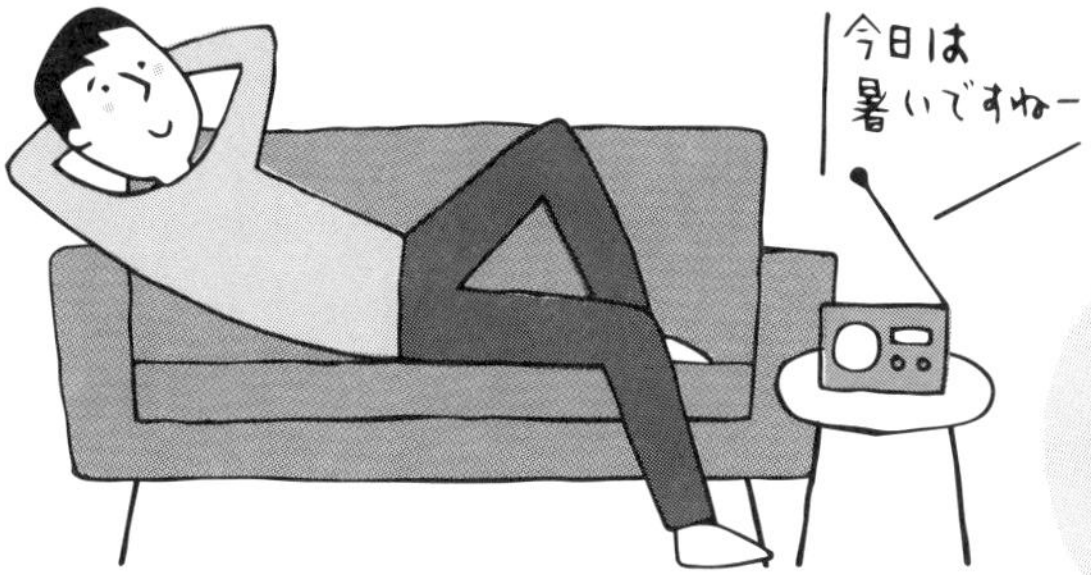

音楽だと聞き流してしまいがち。語りや会話がベスト。

IDEA 3 おなかをへこませ、30秒間キープ

体の一部に意識を向ける。たとえばおなかをへこませ、30 秒間キープする（呼吸はそのまま）。すると、他のことに意識が向きにくくなり、強迫観念から気がそれて、強迫行為をやめやすくなる。

日頃意識していない部分に意識を向ける。ゆっくり呼吸するなどでもよい。

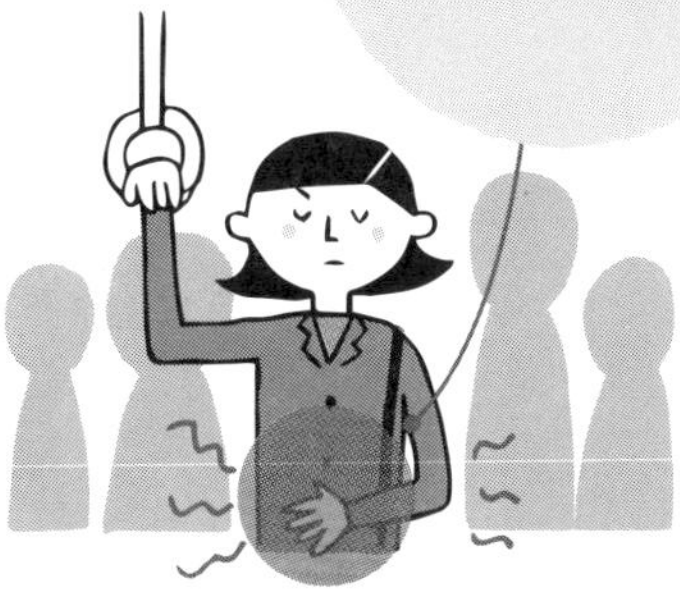

A～Zまでできたら、Z～Aへ。それもできたら小文字に挑戦。

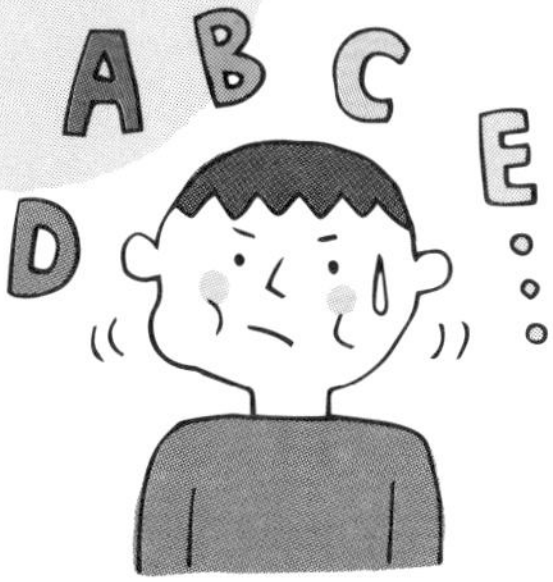

IDEA 4 舌でABCDを書いてみる

口を閉じたまま、舌を使い、口のなかでA～Zまでアルファベットを空書きする。舌をうまく動かすのは難しいので、他のことが考えられない。

IDEA 5 連想ゲームをする

強迫観念にとらわれ、考え続けてしまうときには連想ゲームをするのがおすすめ。家族や友だちと、もちろんひとりでも楽しめる。言葉に集中するので、他のことを考えなくて済む。また、連想ゲームで思考を飛躍させるのも楽しい。

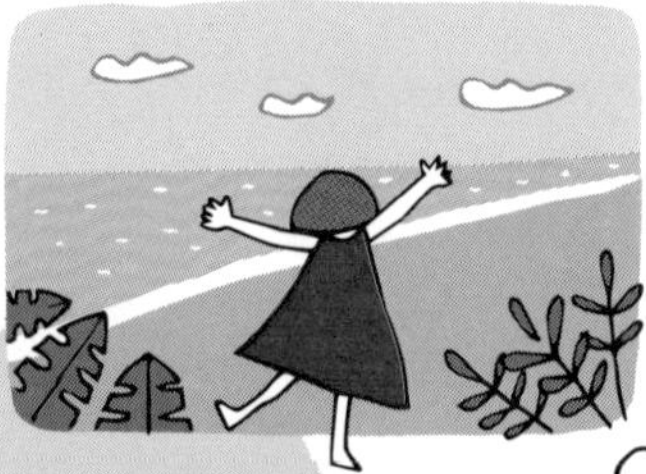

連想ゲームの言葉に引っ張られ、頭のなかは沖縄のビーチのイメージに。

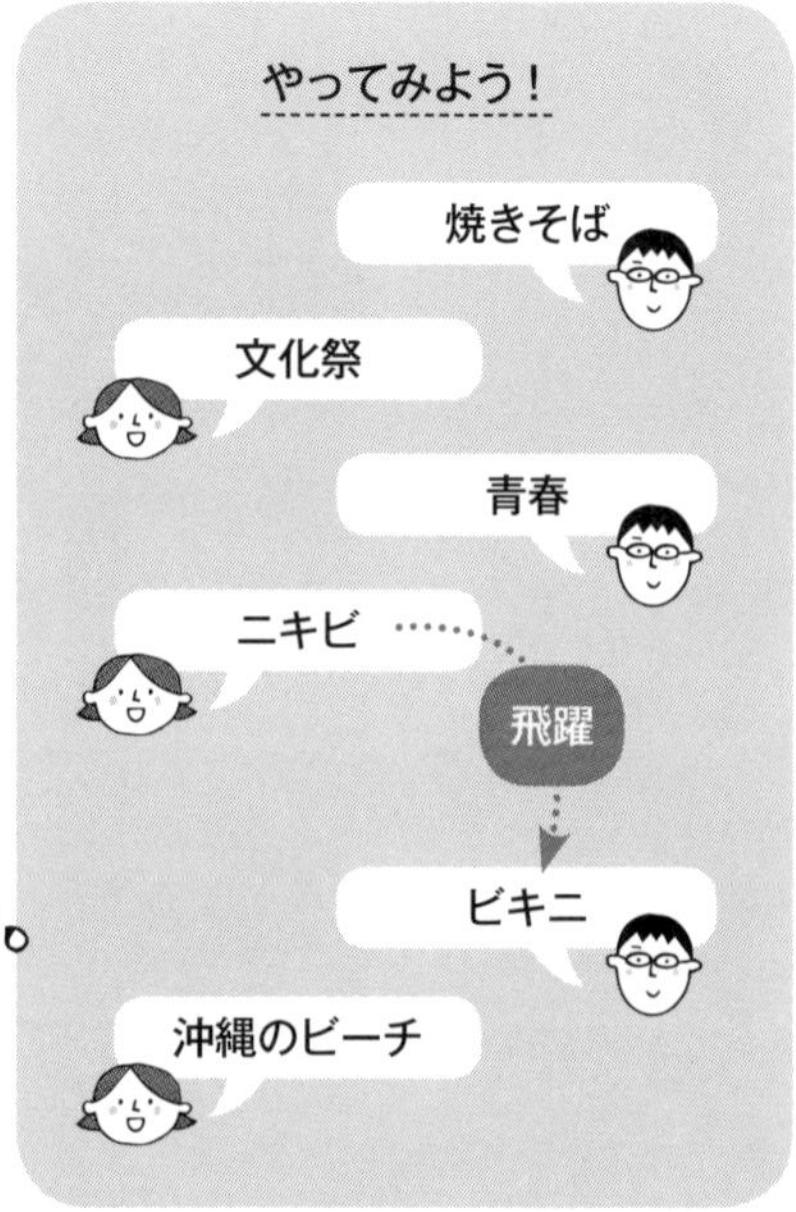
やってみよう！
焼きそば
文化祭
青春
ニキビ
飛躍
ビキニ
沖縄のビーチ

IDEA 6 ギャグやユーモアで切り替える

強迫観念をまじめに受け止めないようにするため、一発ギャグを思い浮かべる。不安や緊張が高まったときに、ギャグを何度か頭のなかで言っていると、シリアスなことが考えられなくなる。自分が好きなギャグを探してみよう。

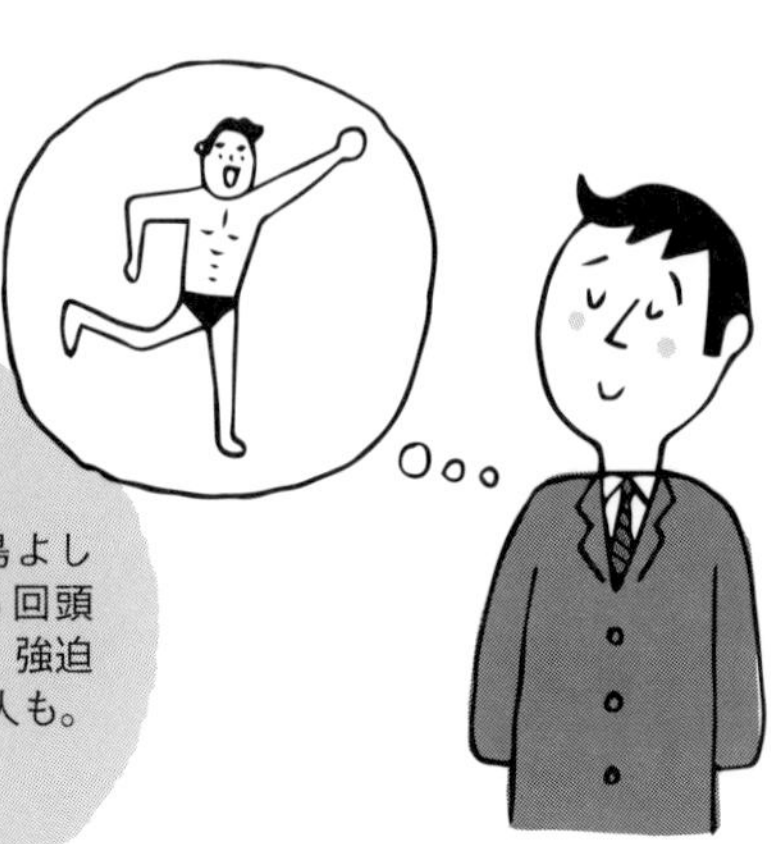

お笑いタレント小島よしおさんのギャグを5回頭のなかでくり返して、強迫観念から気をそらす人も。

IDEA 7　強迫観念・強迫行為を替え歌で実況中継する

強迫観念が浮かんできたり、強迫行為をしかけたりするときに、自分の好きな歌のメロディにのせて替え歌にしてしまう。即興で歌にするのはなかなか難しい。真剣に替え歌をつくっているうちに、気持ちも変化する。

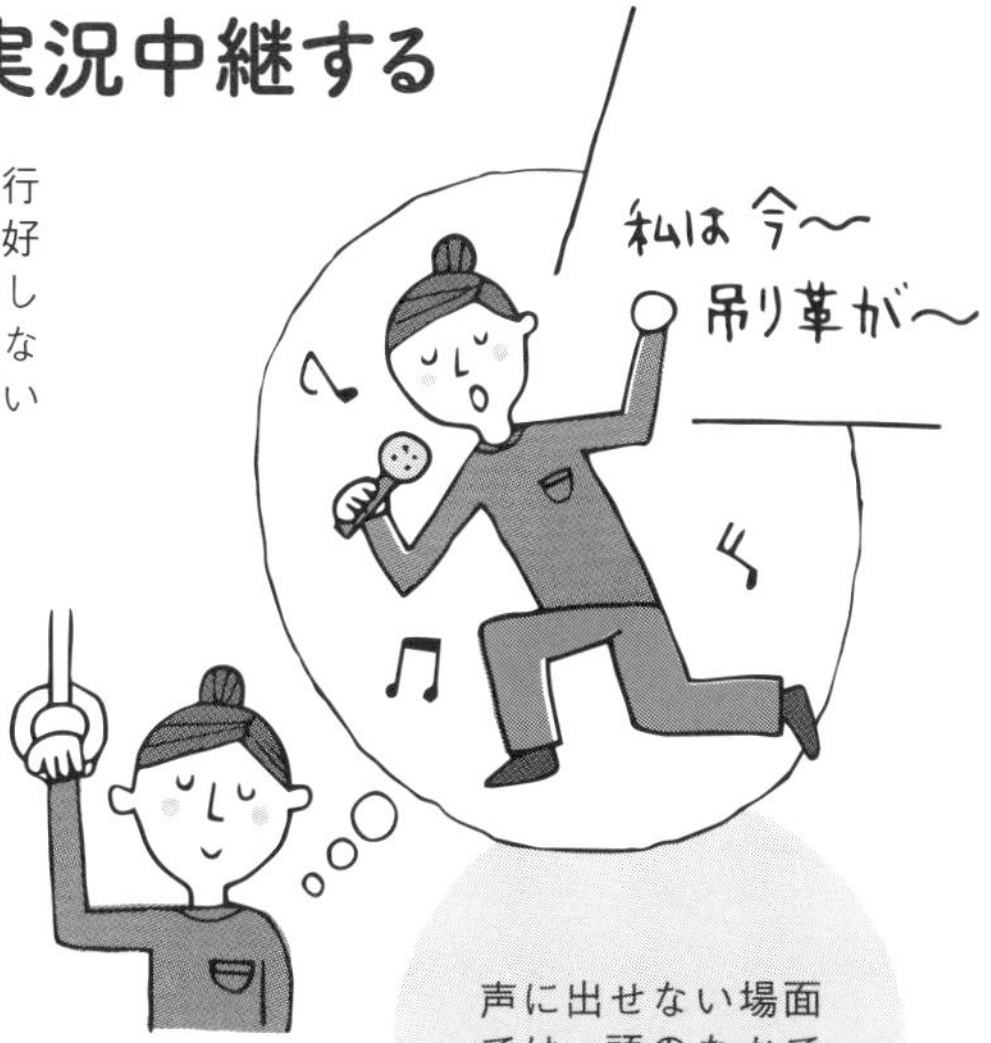

童謡や流行歌など、パッと思いついた歌に言葉をのせてみる。

声に出せない場面では、頭のなかで歌ってみる。

IDEA 8　決め台詞で決別する

決め台詞で強迫観念と決別する方法もある。漫画『北斗の拳』の台詞「おまえはもう死んでいる！」をもじって、強迫行為の対象、たとえば鍵を何度も確認してしまう人は「鍵」に向かって「おまえはもうしまっている」と言ってみる。するとばかばかしくなって、強迫観念が薄れていく。

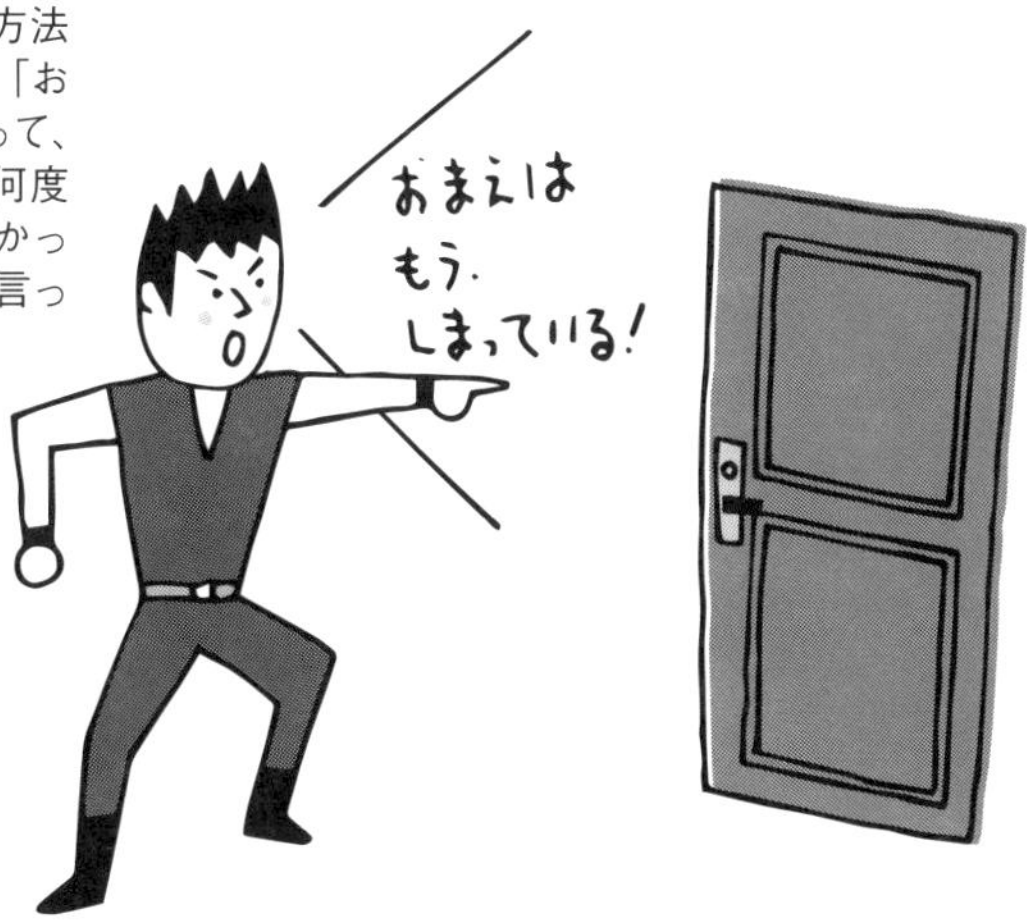

「何やってんだ、自分は……」とばかばかしさを実感することが大切。

治療のアドバイス②

「やるぞ」と決めて、自発的にとり組む

強迫症の治療では「治したい」という気持ちが欠かせませんが、とくに自発的に「治そう」とする気持ちが大事です。

覚悟を決めて、胸元で火をつける

たとえば、火が怖い人にライターの火をつけてもらうことにします。

最初は「怖い、怖い」と思いながら、腕をいっぱいに伸ばして体から離れたところで火をつけようとするでしょう。けれども、これを何度くり返しても、怖いという気持ちは消えません。

本人が「もうやるしかない、やるか」と、覚悟を決め、体の近くでライターの火をつけるようにします。もちろん最初は怖いという感覚に襲われますが、何回かくり返すうちに怖くなくなってきます。

「怖い、怖い」と体から遠ざけて火をつけるより、自分から胸元にライターを近づけ火をつけるほうが恐怖感は少なくなります。

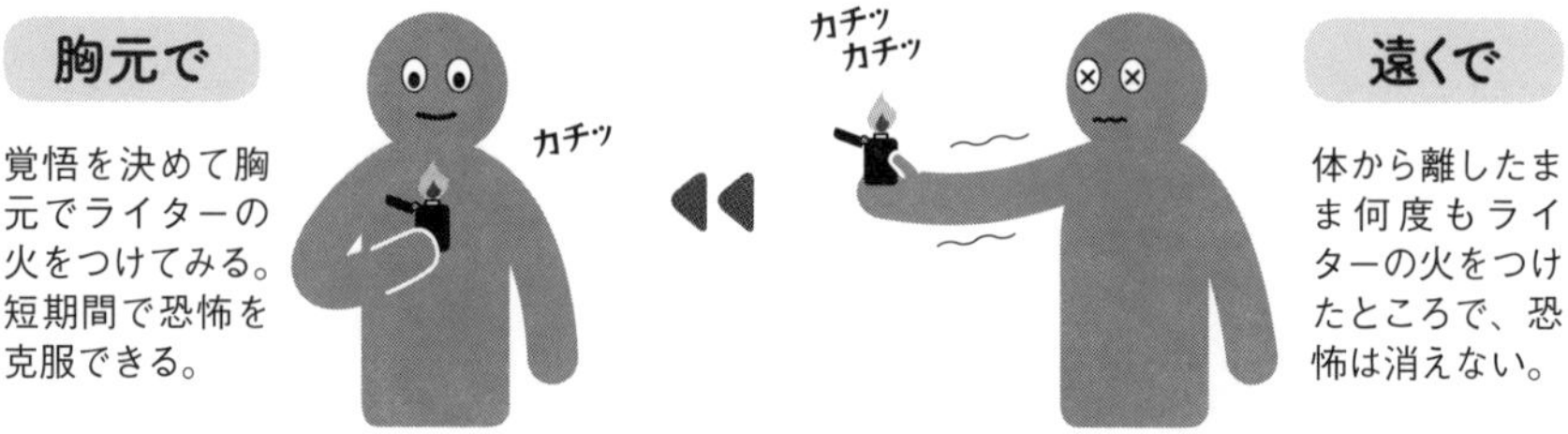

体から離したまま何度もライターの火をつけたところで、恐怖は消えない。

覚悟を決めて胸元でライターの火をつけてみる。短期間で恐怖を克服できる。

つまり恐怖感を減らすコツは、「自分からやる」ことになります。汚いと感じるものに触るときも同じです。「いやだ、いやだ」と思いながらやる場合と、自分から「よし、もう仕方ないからやってやるか」という覚悟をもってやる場合では大きく異なります。覚悟をもって行うことによって恐れが消えていくのです。

「いやだ」と思うのをやめるとどうでもよくなる

そもそも強迫行為は、いやな気持ち（強迫観念）が湧くから行うもので、「いやだ」「怖い」を消すための行為です。

もし強迫観念が「いや」でなければ強迫行為をしなくても済みます。

ここでヒントになるのは「嫌いな人」です。今日「嫌いな人」は明日も明後日も嫌いだと思うでしょう。でも、小学生の頃に嫌いだった人を、あなたは今も嫌いでしょうか？　「別にどうでもいい人」になっているものです。

これはその人のことを「いやだ」と毎日思うのをやめたからです。

強迫観念も同じです。強迫観念が浮かんでも、いやがらない。いやがるのは相手をしているのと同じ。相手をしないのが正解です。いやがるのをやめると、いやではなくなり、どうでもよくなっていくはずです。

確認は0回か1回を目標に

強迫行為のなかでも確認は、一度やり始めるとやめるのが難しいもの。

10回の確認を5回にするのを目標にしても、6～7回と途中で止められなくなる経験があるでしょう。

確認は、目標回数を0回か1回にしたほうが、止めやすくなります。みんながやらないことは0回（きっぱりやらない）、みんなが1回やることは、さっと1回だけ。思い切ってチャレンジすることをおすすめします。

治療のアドバイス③

確信をもとうとしない。チェックポイントを減らす

強迫症の患者さんに、「強迫症は、確信がもてなくなってしまう病気です」と説明すると、多くの人は「そうなんです」と同意されます。そして「確信がもてないとどうなるでしょうか?」と尋ねると、「不安になる」「頭が真っ白になる」などと答えます。

「確信がもてていない」と意識すると不安になる

ところで私たちは普段、ほとんどのことを「確信なし」で行動しています。歩いているときや食事をしているとき、一つひとつの行為に「確信をもって行動している」という人は少ないでしょう。

確信がもてない行動をしていても、不安になることはありません。「確信がもてない」から不安になるわけではなく、「確信がもてていない」と「意識する」から不安になるのです。そしてなぜそこを意識してしまうのかといえば、その行動に「確信をもとうとしている」からです。強

迫症の人は、強迫観念が起こることに関して、「確信をもたなくてはいけない」と感じています。そこで、確信をもつためにあらゆる行動を意識し続け、脳が疲れ果ててしまいます。確信がもてない不安から抜け出すためには、「確信をもとうとしないこと」が大切です。

安心感を求めると、かえって不安が増えていく

もうひとつ大切なのは「安心感を求めすぎないこと」です。強迫行為は安心するために行います。でも、強迫行為をたくさんすると、逆に不安が増えてしまいます。１００個、安心感を求めるとします。１００個とも安心できて良かった、とはなりません。１００個ともちゃんとやれたかは覚えてらいられなくなります。12個目、ちゃんとやったっけ？　25個目は？　34個目は？　と逆に不安が増えてきてしまうのです。

安心感を求めすぎず、３個だけにしたら？　覚えようとしなくても覚えていられ、さっと次の行動に移れます。チェックポイントを減らすと時間も労力も減り、不安を感じる要素も減らせるのです。

不潔恐怖や縁起恐怖など他のタイプでも同じ。「ここを洗ったら次はここも」と細かくチェックポイントを設けることはやめ、大雑把に「これとこれをした、はい、次」とポイント2～3個に絞るようにしましょう。

チェックポイントを減らしたほうがラク

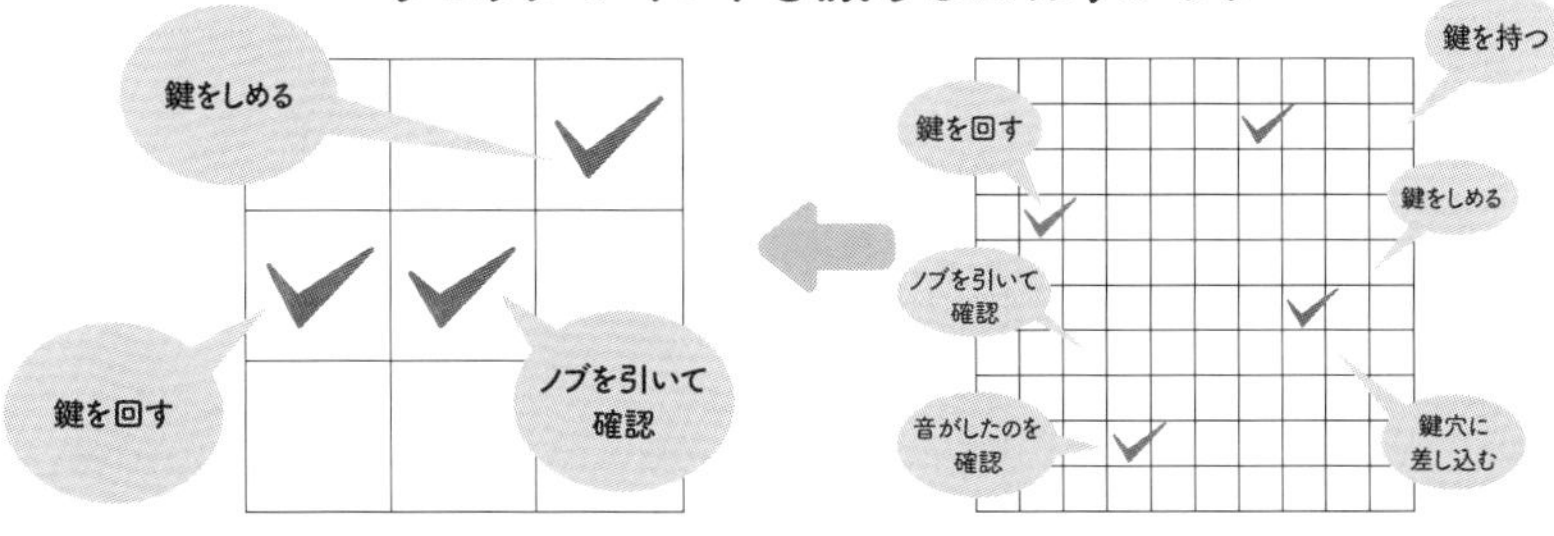

曝露反応妨害法により、チェックポイントを減らしていくことができれば、時間も労力もかからずラクになる。

強迫症の人のチェックポイントのイメージ。ポイントがたくさんありすぎて、チェックすればするだけ、不安が増えていく。

治療のアドバイス④

正しい行動に迷ったら、「過去の自分」に聞き判断する

ときには「こんなときはどうすればいいのかな」と、迷いが生じることもあります。そんなときには自分なりの判断基準をもっていると行動決定に役立ちます。

行為の判断基準を設ける

判断基準は、次の3つです。行動に迷ったら1から順に試してください。「1.『過去の自分』はどうだったか」「2.『みんな』はどうしているか観察する、観察できないときは想像する」「3.『まわりの人』に聞いてみる」

一番目の基準は、過去の自分はどうだったか、強迫症を発症する以前の、昔の自分に聞いてみることです。「15歳の私は、こんなときに手を洗っていたっけ？　そもそもこんなこと気にしていたっけ？」と聞き、答えが「ノー」ならそれが正しい判断です。それに従います。

1「過去の自分」はどうだったか

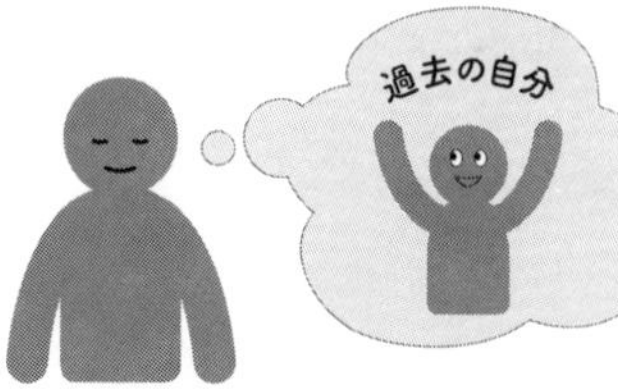

強迫症発症以前の自分を思い返してみる。

3つの行動基準

行動の基準で迷うときは、「今の自分」ではなく、強迫症になる以前の自分に問う。基本は他人に頼らない。曝露反応妨害法を通じて自分で判断できるようにしていく。

一番目の基準で解決できない場合や、昔と今とで社会状況が大きく変わった場合（たとえば「コロナ禍」などの影響を受けてルールが変わるなど）には二番目の基準を使います。

まわりのみんなはどう行動しているかを見て、考えます。「誰もこんなことやっていない」と思ったら、「自分もやめておこう」と判断します。「半々くらい？」と思ったら、どちらでも良いと考えるといいでしょう。

まわりに尋ねるのは最後の手段に

三番目の基準は、どうしても解決できないときの最後の手段です。「これって汚くない？　大丈夫だよね」ではなく、「こういうとき、君ならどうする？」という聞き方をします。「こういうとき、こんなふうに行動する？」と聞いて「いや、それはしないよ」と言われたら、「じゃあ私もしないことにしよう」という感じです。

ただし、この方法を使いすぎると自分で判断できなくなるので、基本は1と2でがんばります。これらの基準をもとに自分で判断しているうちに、強迫症状で不安になることも無くなっていきます。

最後に、聞いてはいけない人がいます。「今の自分」です。今の自分は間違ったことばかり教えるので、聞かないようにしましょう。

2「みんな」はどうしているか

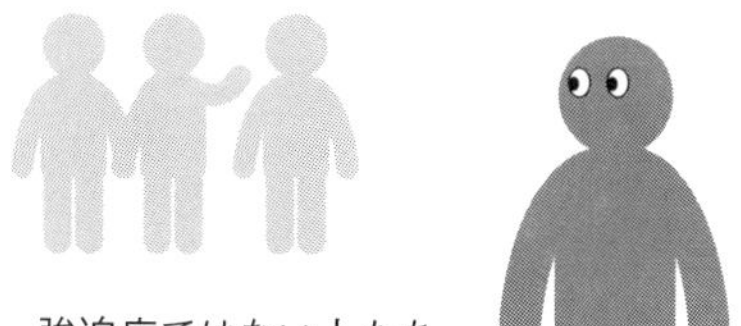

強迫症ではない人たち（みんな）の行動を見て、考える。

3「まわりの人」に聞く

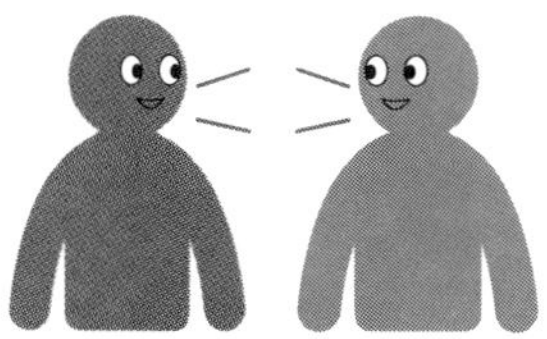

どうしても迷うときは、まわりにいる人に尋ねてみる。

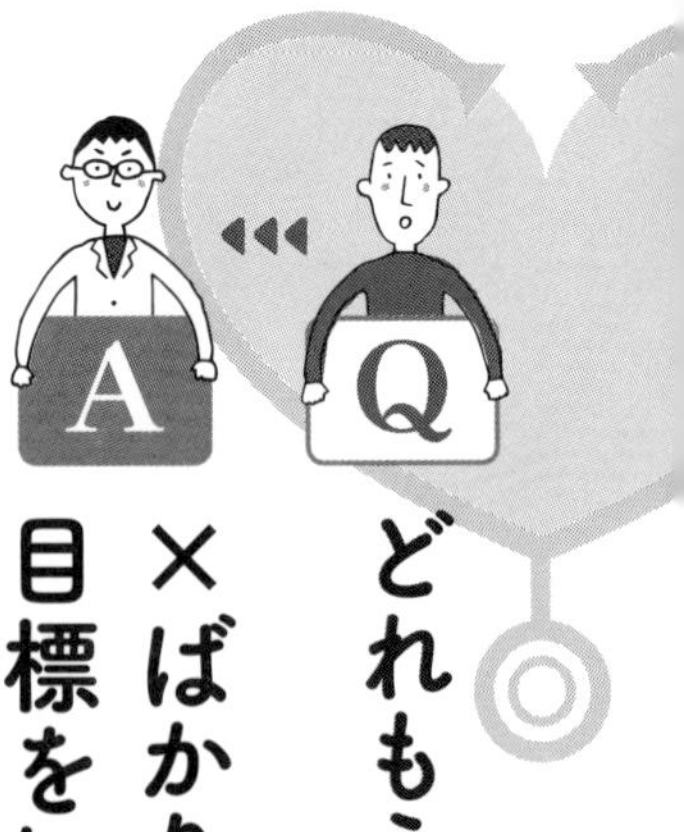
A
Q

どれもうまくいきません

×ばかりつくときは、目標を細かく分割する

課題をやっても×ばかりでなかなか○がつかないときは、課題が今の自分のレベルに合っていないのかもしれません。×ばかりでは気分が落ち込んでしまうので、医師に相談してみましょう。症状に合わせて課題を細かく分割するとうまくいくかもしれません。

たとえば、「家を出てからふり向かない」という目標を立てたのにどうしてもふり向いてしまう人は、「コンビニまでふり向かない」「駅までふり向かない」など、目標を分割します。

「手を洗いすぎること」が課題という人なら、「スマホに触っても手は洗わない」「家族からものを手渡されても手洗いはしない」などと症状に合わせて細かく設定してください。

目標をクリアしたら次の目標にチャレンジします。モチベーションが上がり、少しずつでも着実にステップアップしていけるはずです。

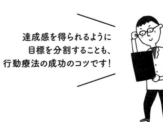

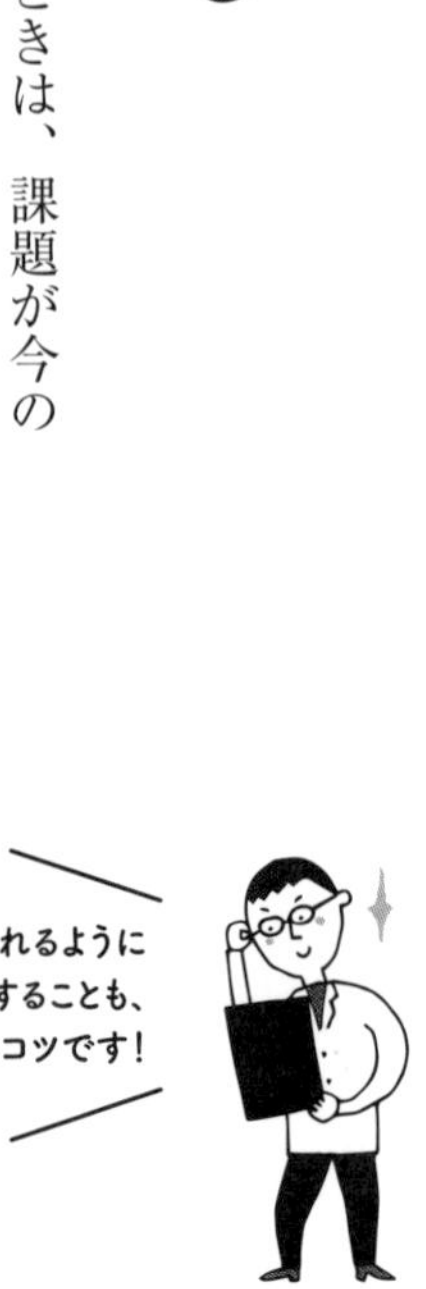
達成感を得られるように
目標を分割することも、
行動療法の成功のコツです！

スモールステップでとり組みやすくする

課題　落としものを確認するためにふり向かない

課題ができないときは、確実にできそうなところまで課題の内容を分割。たとえば落としものの確認をしないではいられないなら、「マンションの玄関からエレベーターホールまで」ふり向かないことに挑戦する。

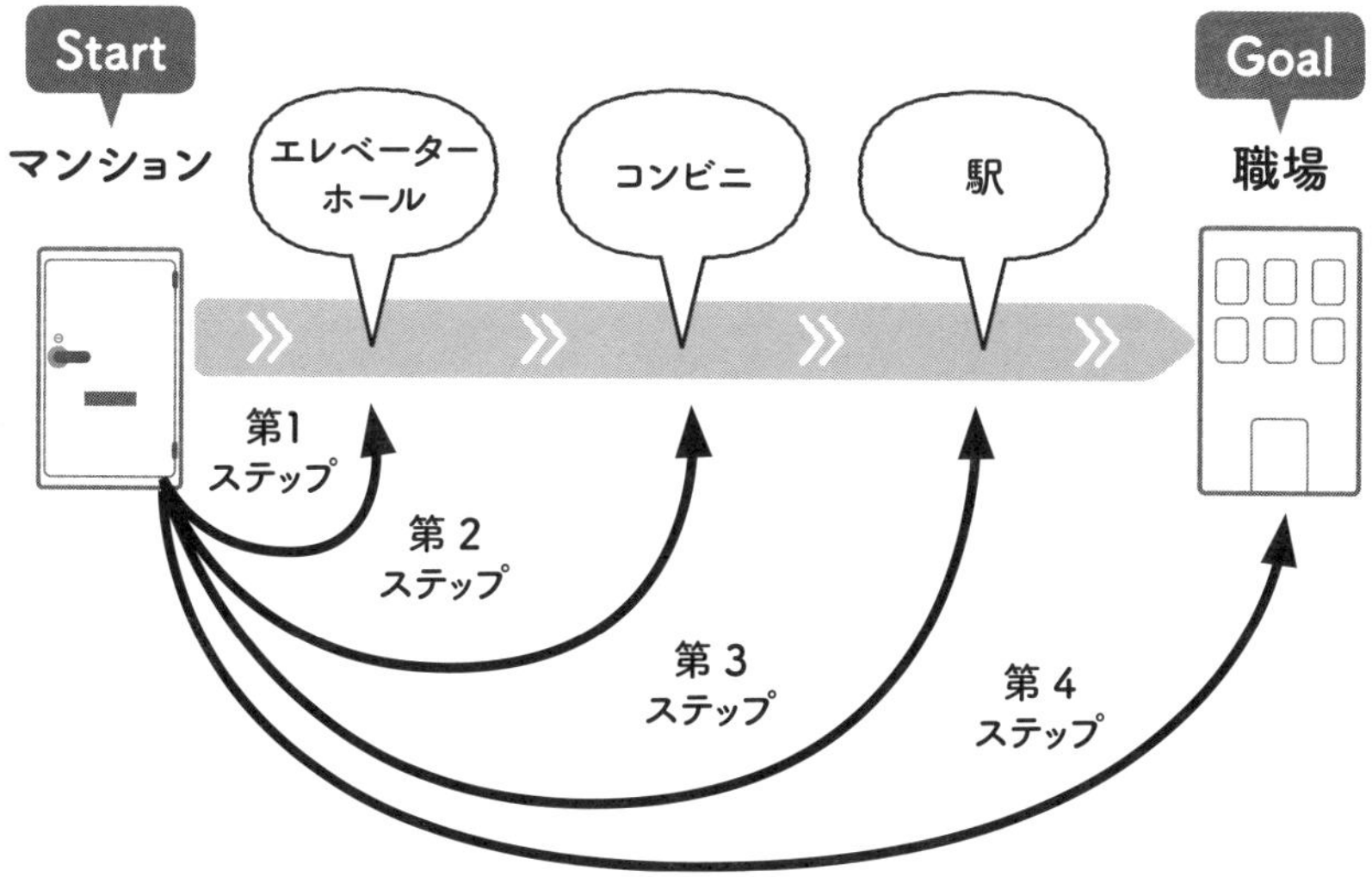

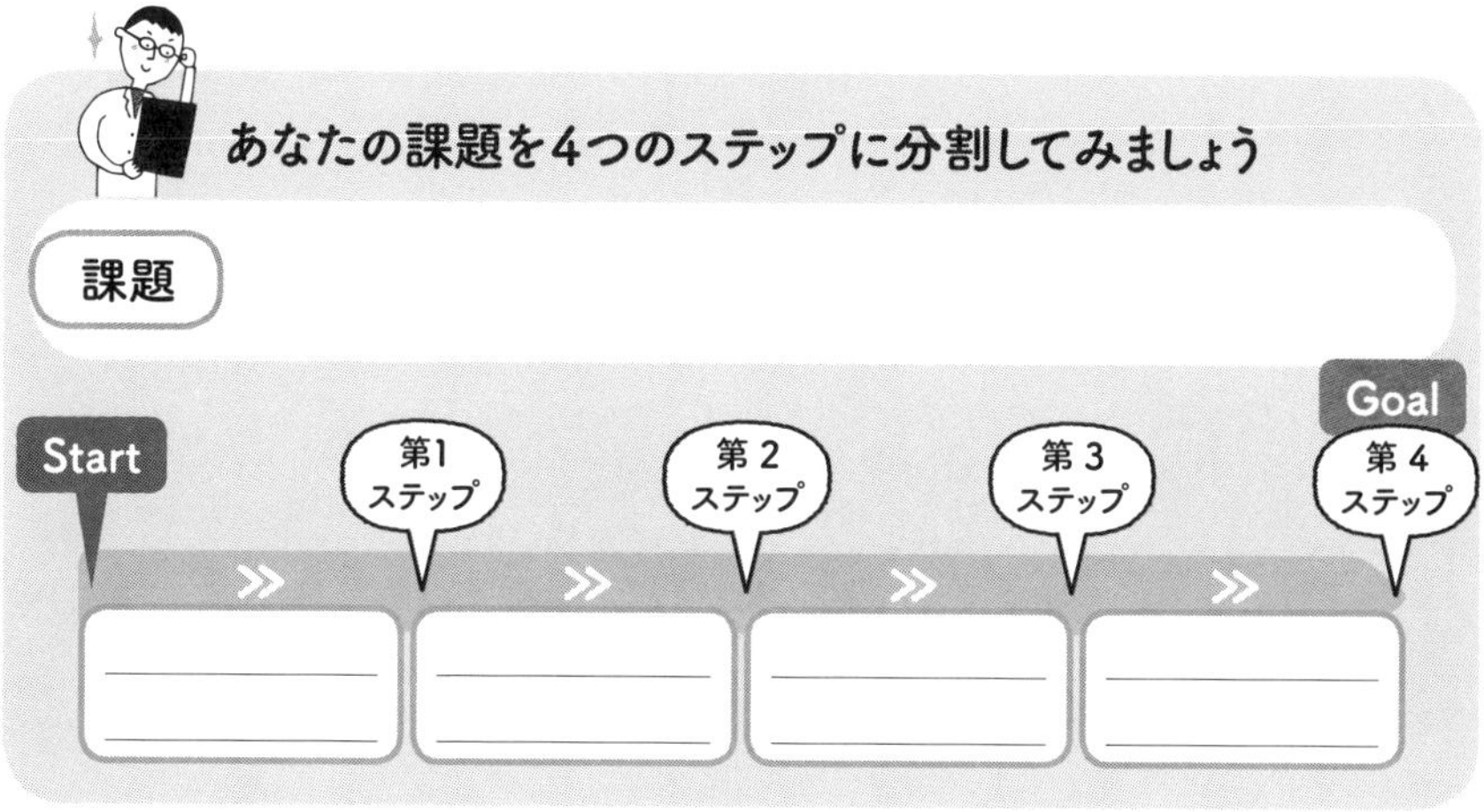

強迫行為をやめたのに、良くなった気がしません
現在・過去・未来の3点でふり返ってみよう

課題をがんばっているのに何となく停滞気味だと感じるときは、次の3つの時間軸の視点が入っているかを見なおしてみます。

3つの時間軸とは、強迫観念が浮かんだ「今」「浮かぶ前」「浮かんだ後」の現在・過去・未来です。加害恐怖がある人の場合、「ぶつかってけがさせたかも！」と強迫観念が浮かぶ「今」は、まわりを見て「誰も倒れていないかな」と確認してしまいます。

確認をやめているのに良くならないなら、観念が浮かぶ「前（過去の時間軸）」に、「ぶつからないように、前もって注意深く歩いたりする」という強迫行為をしていませんか？　また観念が浮かんだ「後（未来の時間軸）」に、家に帰って、事故がなかったことを検索したり、あのときぶつかってなかったかな？　と思い返したり。強迫行為をやめても良くならないときは、強迫行為をやめ切れているか見なおしてみましょう。

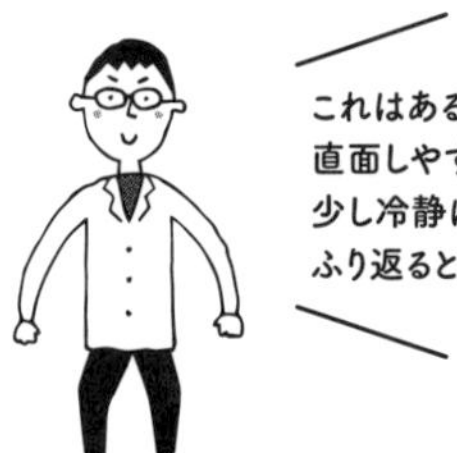

これはある程度治療が進んできたときに、
直面しやすい問題ですね。
少し冷静に自分のしていることを
ふり返るといいですよ。

どの時間軸で問題が起きているかチェック

強迫観念・強迫行為は、現在だけでなく、過去にも未来にもやっていることがよくある。治療しても改善されないときは、どこに問題が残っているのかを分析してみる。

たとえば…
加害恐怖
の人の場合

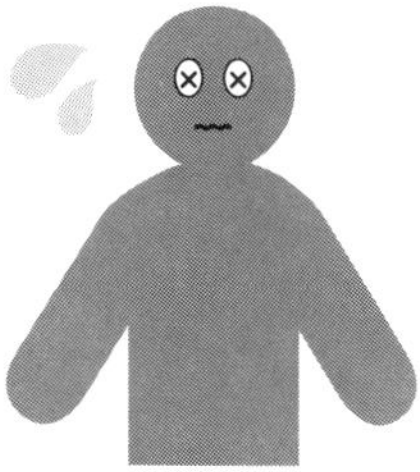

ぶつからないように
気をつけて
歩かなくちゃ。

誰も
倒れていないよね？

本当に誰にも
ぶつかって
いなかったよね？

自覚しづらい

自覚しづらい

過去

日頃から、恐れている状況におちいらないように行動している。

現在

現在、何かの強迫観念が浮かび、強迫行為を行っている。

未来

頭のなかで何度も思い返す。確認や検索をしてしまう。

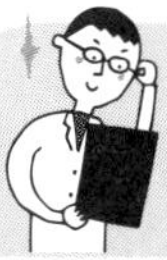

あなたの強迫症の症状は、どの時間軸で起きていますか？

過去

____
____
____

現在

____
____
____

未来

____
____
____

Q 最近、やる気が出ません
A マンネリを感じたら、サブ目標でやる気を！

一日でも×がつかない日ができたらOK

同じ課題を続けているとマンネリ化して飽きてしまいます。また、やってもやっても×ばかりの日が続くと気分が滅入ってしまうものです。マンネリ化を防止するには、課題を変えてみるのも一案です。

3〜4週間続けてみてできなければ、別の課題を設定してみましょう。できなかったものにはこだわらず、また後で再挑戦することにすれば良いのです。数週間後にまたトライすれば、意外にすんなりできるようになっている可能性もあります。

どうしても同じ課題を続けてやりたいという人は、サブ目標を立てる方法もあります。サブ目標とは、課題をクリアするというメインの目標とは別に、自分で小さな目標を立てることです。それには○や×の数に

たとえば…

メインの目標

トイレに行った後、ひじの上まで石鹸で洗わない	×	×	×	×	△	△	○

Next week

サブ目標　×を１つにする！

clear!

Next week

サブ目標　◎を２つにする！

注目するのがコツです。

たとえば、「今週は×ばかりだったから、来週は×がふたつになるようにがんばろう」とか「最低でも○を3つに増やそう」という具合です。小さなサブ目標でも達成すると励みになります。一週間のうち一日でも×がひとつもつかない日があれば「よし、これでいいんだ」と、前向きな気持ちになるでしょう。

あえてマルがついたものを残し続ける

もうひとつのやり方としては、○や◎がついているものを外さずに、あえて残してやり続けるという方法です。課題がクリアできたからといって、すべて新しい課題に置き換えてしまうとできない課題ばかりになって「ダメだ」という気持ちになることがあります。

そこで、クリアして余裕でできるようになった課題をあえて1～2個残して継続し、新たな課題は少しずつ組み入れていくのです。

こうすることによって必ず○や◎の評価が残るので「今日も全然できなかった」などと落ち込むことがありません。さらに「以前できなかったことが、こんなにラクにできるようになっている」と思えるようになり、自信をもって治療にとり組めるようになるでしょう。

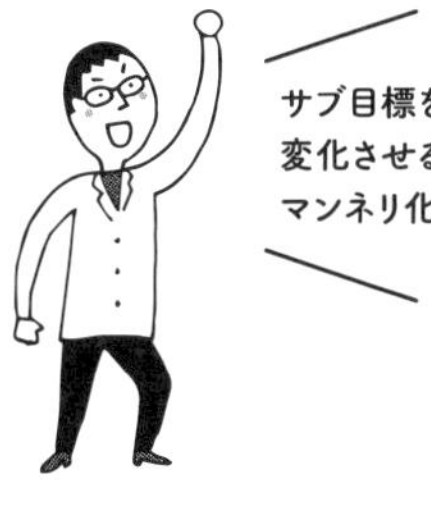
サブ目標を
変化させることで
マンネリ化を防ぎましょう！

確認行為がやめられません
「見る」より「見える」で暮らしてみよう

確認強迫に多いのが「じっと見る」ことです。たとえば強迫症でない人は買いものかごからものをとり出した後、空になっているのが見えるのでわざわざかごの隅まで見ることはしません。強迫症の人のなかには1～2分間じっと見てから「よしっ」と、何もないことを確認する人もいます。

強迫症の人でも、自分が気にしていないことは「見える」で処理をしています。たとえば、部屋から出るときにドアノブをじっと見る人は少ないでしょう。見なくてもドアノブを引っ張っています。ドアノブが見えているからです。

細かいところを観察するように「見る」のはやめ、視界に入ったものをぼんやり「見える」程度で処理することが大切です。不安だから見るのではなく、見るから不安になっているのかもしれませんね。

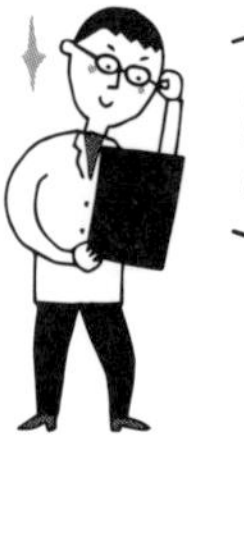

気になると「観察」してしまいます。
観察せずに、ぼんやりと見る。
視界に入っているくらいで留めましょう。

わざわざ見ないようにする

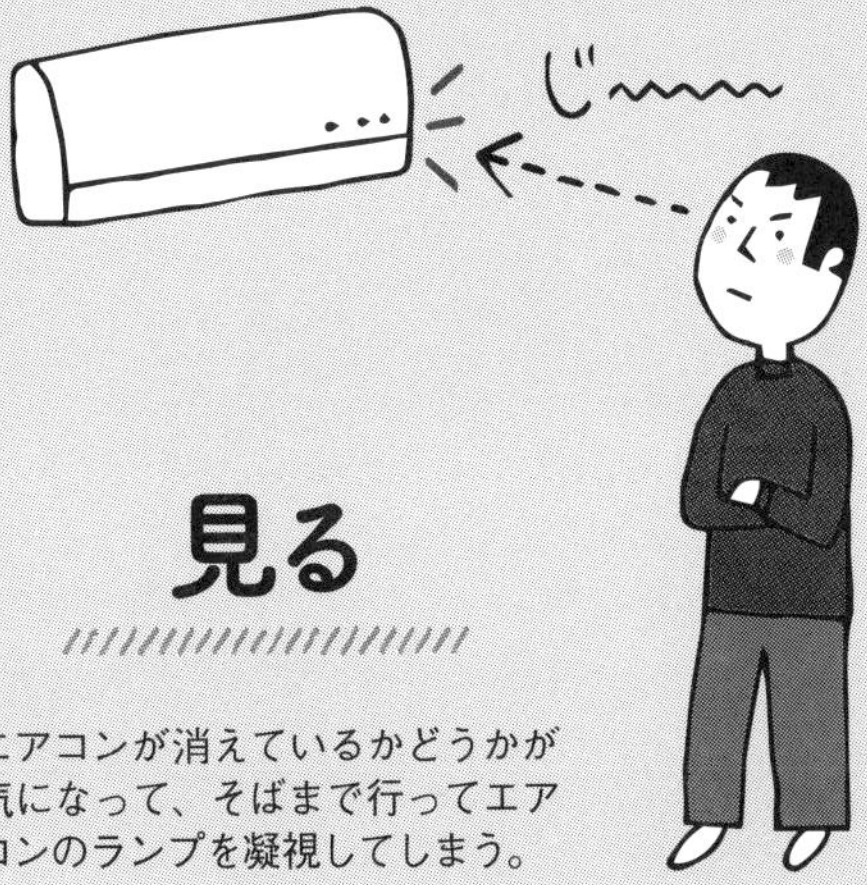

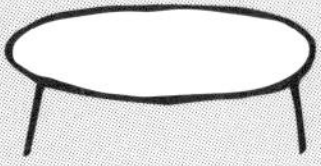

✕ 観察する見方

細部まで観察するような見方をすると、気になること（不安）がどんどん出てきて際限が無くなる。

見る

エアコンが消えているかどうかが気になって、そばまで行ってエアコンのランプを凝視してしまう。

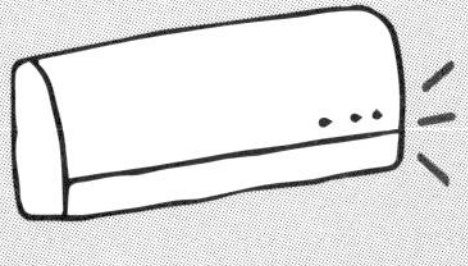

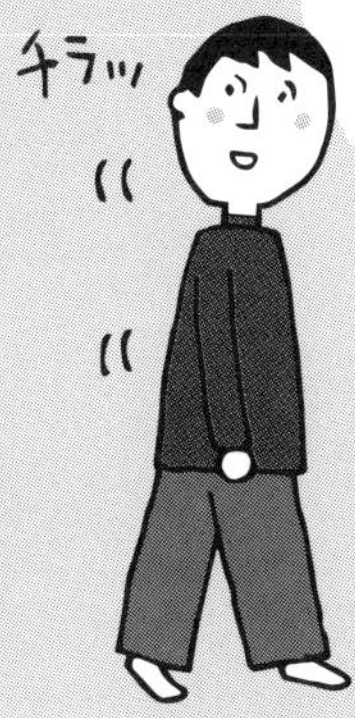

◎ 視界に入る見方

対象から距離をとる。チラッと見る程度でわざわざ見ようとしない。人に言われなければ「見ている」ことにも気づかない。

見える

エアコンは視界に入っているが、それ以上見ようとしない。強迫症ではない人の多くは、このようなものの見方をしている。

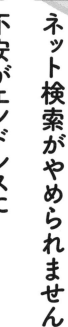

ネット検索がやめられません

不安がエンドレスに拡散するイメージをもって

心配ごとや不安感を解消するためにネットを検索すると、かえって不安を助長させてしまいます。ネット検索でひとつの心配ごとを解消できても、脳内には次々と別の不安が生じ、くり返し検索したくなるからです。その結果、検索すればするほどエンドレスに不安が拡散し、それを解消しようと何時間も検索し続けることになります。

大事なのは、検索が不安を助長させるということをきちんと理解して、できるだけ最初のうちにやめることです。続ければ続けるほど不安は増大して脳はエネルギーを消耗し、ヘトヘトになってしまいます。

検索は便利で必要不可欠なツールですが、強迫観念と同じように「麻薬の売人（P54）」だと考えましょう。必要な検索をした後、さらに検索したくなっても「売人からの電話だ」と思って無視し、他のことを始めてください。

不安を枝分かれさせないのが大事

左図は検索の例ですが、強迫行為全般に同じことが言えます。強迫行為をして安心しようとすると、別の不安が見えてきて、別の強迫行為をしなければならなくなります。いちばん良いのは、強迫に気づいたらすぐやめて、不安を大きくさせないうちに次の行動に移ることです。

「エンドレス不安」を手前で断ち切る

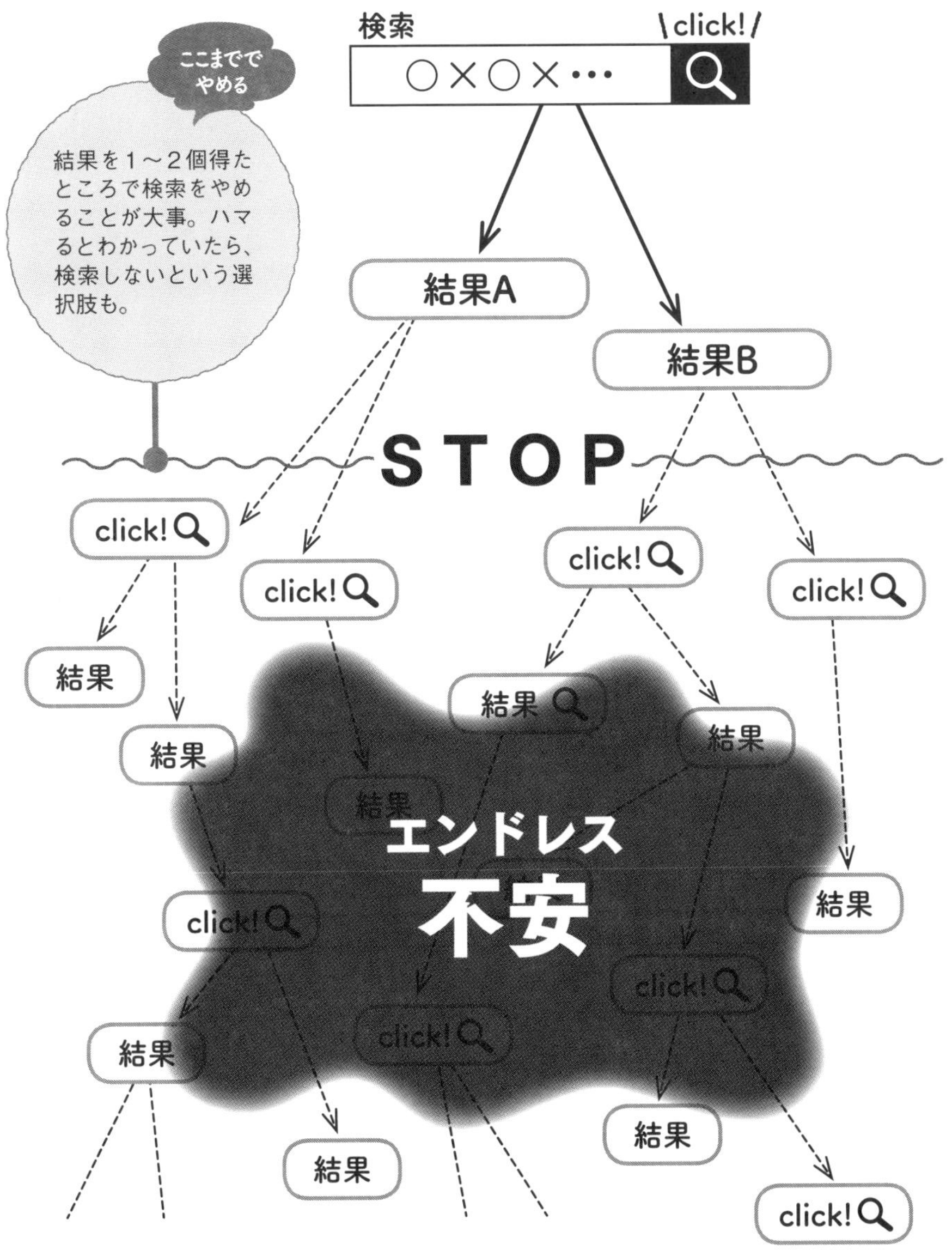
検索
\click!/
○×○×…
ここまででやめる
結果を1～2個得たところで検索をやめることが大事。ハマるとわかっていたら、検索しないという選択肢も。
結果A
結果B
STOP
click!
結果
エンドレス不安

できなくて落ち込んでいます

その日がんばったこと、がまんしたことに目を向けて

1～2行のメモを読み返し、自信をとり戻す

記録には、その日一日がんばってがまんしたこと、やろうとしてもできなかったことなどを書いてもらいます（P51）。長々とした文章で説明する必要はなく、1～2行のメモでじゅうぶんです。ただし、状況がわかるようにできるだけ具体的に書いてください。

そうはいっても、始めのうちはほとんどの患者さんが「あれもダメだった」「これもダメだった」という記録ばかりということも。それでかまわないので、提出してもらっています。

トライしてできたこともできなかったことも正直にメモで伝えてもらうと、アドバイスができます。

できなかった記述のなかに、一か所でも「ここで手を洗いたかったけど洗わなかった」など「できた」記録があれば、そこに注目します。小さな成功が増えてくると、次第に自信に変わります。この自信が次のチャレンジに向かおうというモチベーションになるのです。

理想の自分と比べないのが落ち込まないコツ

落ち込んでしまうときによくある思考パターンに、理想の自分と比べて落ち込むというのがあります。理想の自分と今の自分を比べたら、今の自分のほうができないに決まっています。理想の自分と比べると落ち込むだけです。

理想の自分（または他人）と比べるのをやめるようにしてみましょう。比べるなら、少し前の自分です。２週間前、１か月前の自分と今の自分と比べたら、良くなっていることに気づくこともよくあります。落ち込まないで治療を続けるコツです。

できたことに目を向けようとしても向けられない、できたことはあるけれどそれとは関係なく落ち込んでしまうというときは、薬物療法を行う必要も考えられるので、医師に相談してください。

前述したように抑うつが強く、意欲低下が著しい場合はうつの治療が優先されます（Ｐ34）。

記録や評価のつけ方も人それぞれ

記録には課題を行ったときの状態や評価、課題以外でできたことなどを具体的に表記します。結果につながれば書き方にはとくに決まりはありません。良くなってくると書くことも無くなり、書くとかえって病気のことを意識してしまうので、書かないという方もいます。

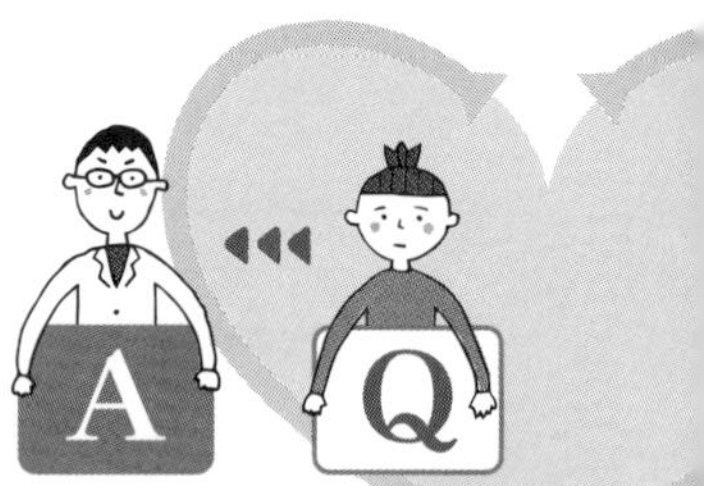

課題をこなせずにイライラしています

視野が狭くなっているのかも。生活全般に目を向けて

今、課題をこなすことに躍起になってしまっているのかもしれませんね。がんばることは良いことです。でも、できない課題にばかり注目してしまうと、できていることが見えなくなってしまいがちです。

強迫症だけでなく、日常生活にも関心の範囲を広げてみましょう。すると相対的に強迫症への関心は小さくなります。強迫症の課題でできないことがあっても、クリアしたことや、それ以外の生活の楽しみの割合が増えれば、イライラも減っていくでしょう。かえってそのほうが、気負わず課題にとり組めてうまくいくようになるものです。

また、許容範囲を広げることも重要です。完璧を求めすぎ、基準から外れると、自分を責めていませんか？　できないことがあっても、自分で自分を許す。許すことで気持ちが軽くなり、精神的にラクになります。ポジティブに考えとり組むと、治療も良い方向に進みます。

視野を広げ、課題への関心を小さくする

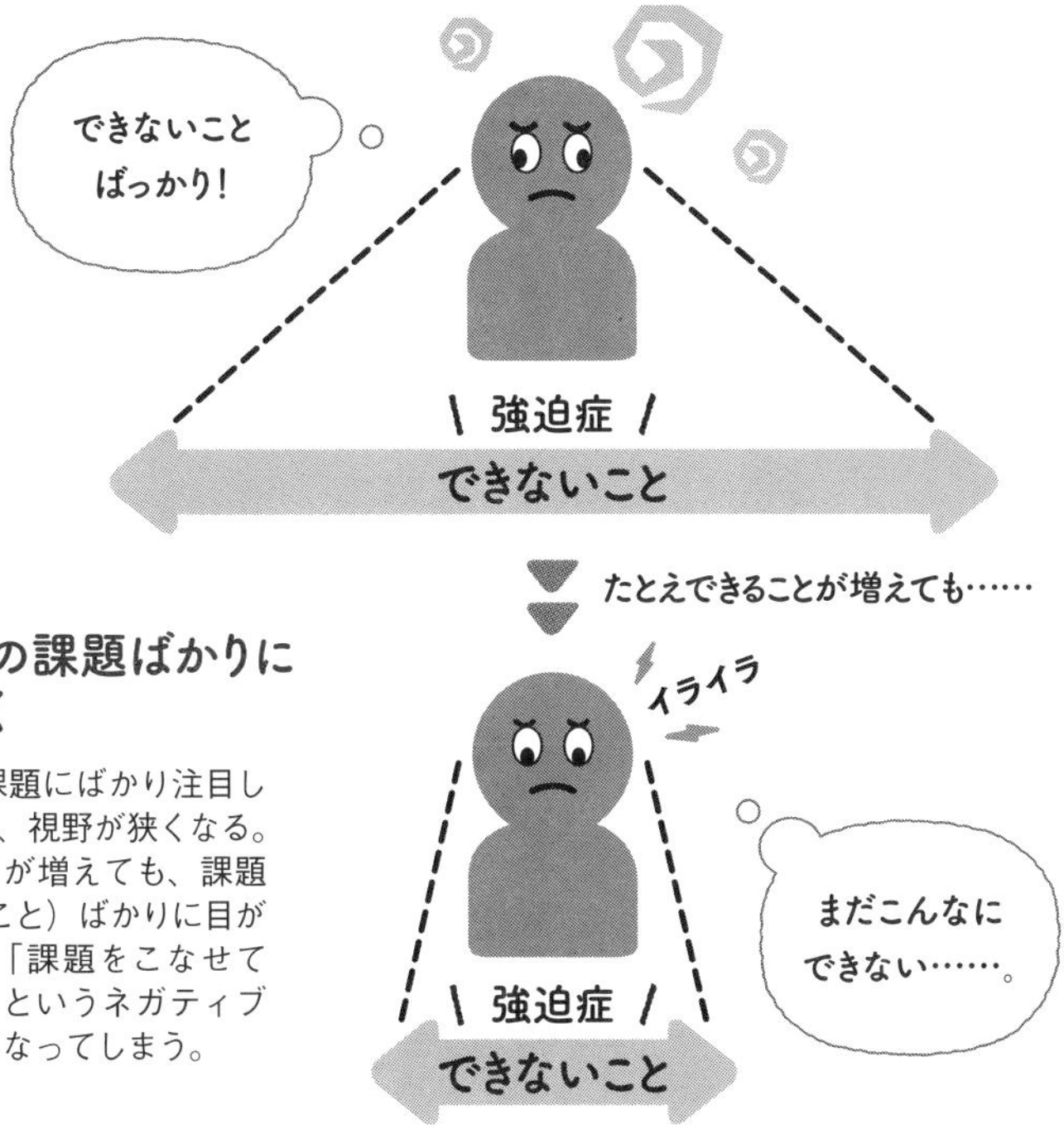

強迫症の課題ばかりに目が行く

強迫症の課題にばかり注目してしまうと、視野が狭くなる。できることが増えても、課題（できないこと）ばかりに目が行くため、「課題をこなせていない！」というネガティブな気持ちになってしまう。

生活全般に視野を広げる

強迫症の課題以外のこと、生活全般に目を向けるようにする。視野が広がると、相対的に課題の割合が小さくなる。すでにできていることや自分の楽しみなどポジティブな面を見ていくと精神的に安定する。

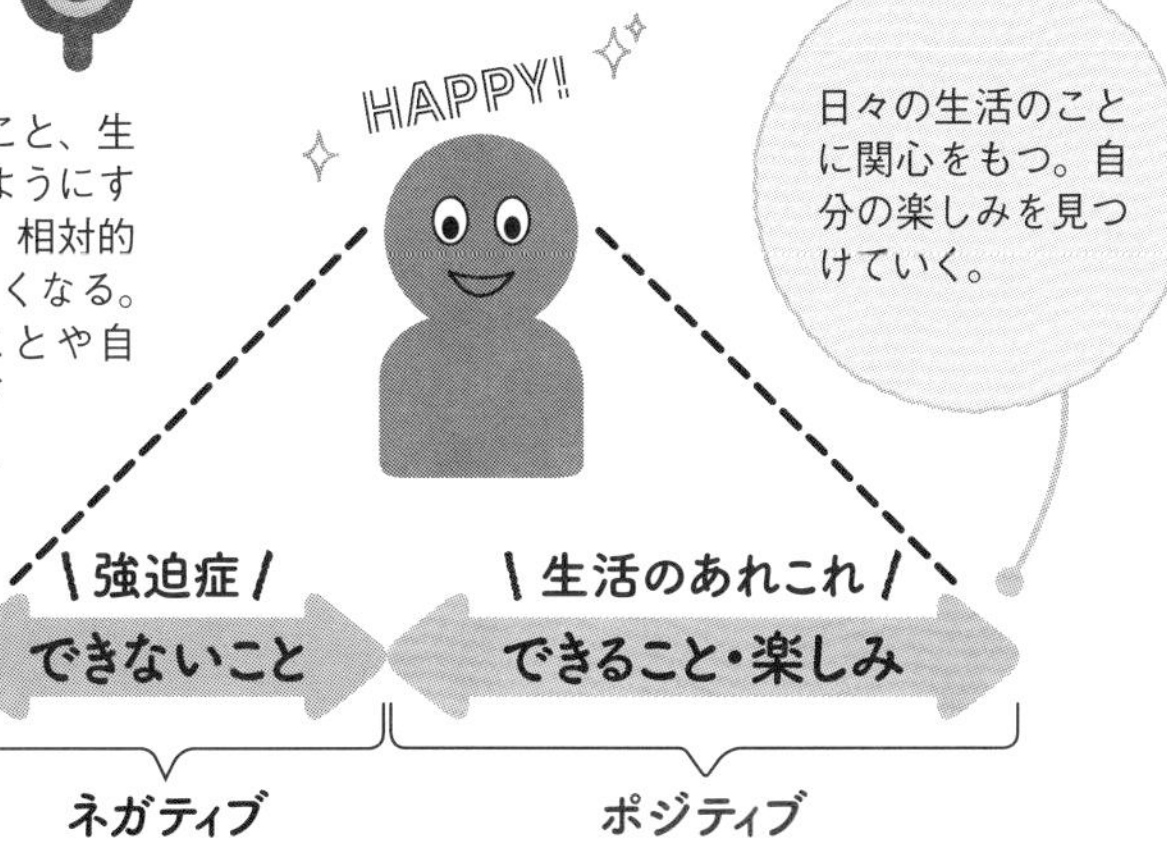

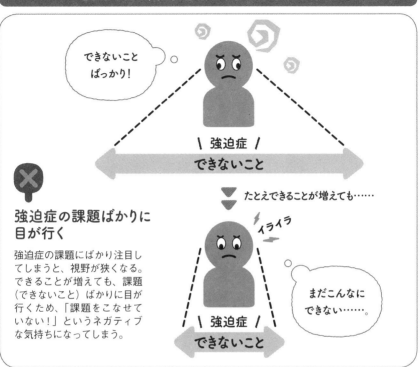

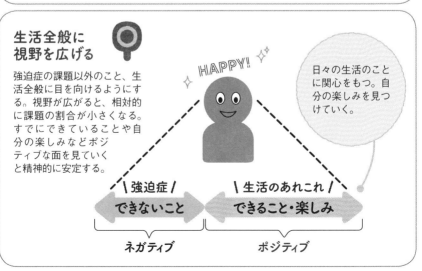

どこまで治せばいいのでしょうか

100ある問題を10に。完璧を目指さなくていいですよ

それなりに治ってきたらゴールを設定する

治療の初期は、まず現状を正しく把握することが大事です。今の問題を見極め、少しずつ症状を小さくしていくことに専念しましょう。まだこの段階では最終的な治療のゴールの話はしません。

ある程度治療が進んできたら患者さんとゴールについて話をします。症状が和らいでくると、患者さんのほうから「いつまで治療すればいいんでしょう」「どの程度を目指せばいいんですか」といった質問が出てくることもあります。この段階になったら、医師は患者さんと「どの程度までクリニックで治療を行うか」など先の見通しについて話し合います。

目標は白ではなくグレーを受け入れることです。治療のゴールも同じことが言えます。患者さんは、どうしても真っ白（まったく強迫観念が浮かばない状態）を目指そうとしますが、実際には強迫観念をゼロにするのは難しいものです。

強迫症状をゼロにしようとしない

確認行為に関しては0回か1回を目標にとお話ししました（P61）が、強迫症全体に関しては少し異なります。ひどい状態のときに症状が100個あったとして、0個にするのは非常に困難。5～10個ぐらい（患者さん自身の生活に支障がないレベル）を目指すほうが現実的です。

それが「普通の人」のレベルです。強迫症の人は「こんなにばかばかしいことが気になるのは自分だけだ」と感じがちですが、誰でも似たようなことはあります。お金を触ったら、ウエットティッシュで手を拭かないとものが食べられない人、縁起のわるい数字を極力避けようとする人……。それでも生活に支障がなければ問題にはならないのです。

ただ、ゼロを目指すと、どんなに回復したとしてもつらくなることがあります。症状が1まで減っても「ゼロにならないからダメだ」と落ち込むことさえあります。できていないことより、できるようになったことに目を向けてみましょう。100点を目指すと99点が悔しくてたまりませんが、100点を目指さなければ90点でも満足できるものです。

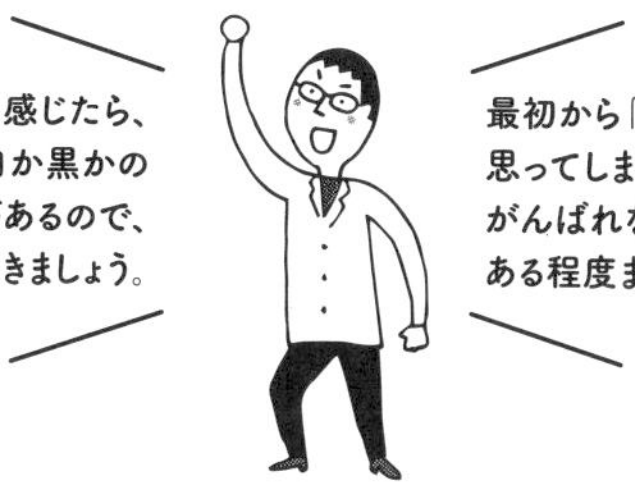
でも、がんばり疲れたと感じたら、
0／100思考、白か黒かの
極端な思考になっている恐れがあるので、
軌道修正していきましょう。
最初から「ゼロ」にしなくてもいいやと
思ってしまうと、
がんばれないものです。
ある程度まではがんばって！

家族が批判してきます

つらいでしょうが、反発より感謝で乗り切って

反発して暴力・暴言が増える人もいる

治療を始めてもなかなか治らないと、本人はがんばっているにもかかわらず「いつまでそんなことやっているの」「まだ治らないの」と責められてつらい思いをすることもあるかもしれません。家族からきつい言葉を投げつけられて反発し、言い返したり暴力に訴えたりして家族関係が壊れてしまうケースも少なくありません。

強迫症という病気は、患者さんにとってはもちろん、家族にも大きな悩みとなり、家族もどう接すればいいのか迷うものです。

毎日、目の前で同じ強迫行為がくり返されたり、確認や同じ行為を求められたりすれば、患者さんと同じようにストレスを感じるのも無理はないでしょう。

素直に聞いて「ありがとう、そうするね」と言ってみる

治療が進み、本人は良くなっていると感じているのに、家族は「ぜんぜん変わってない！」と評価が食い違うのはよくあることです。

家族に「いつまでも手を洗っていないで」などと言われ、「そんなの、言われなくてもわかってるよ」と反発したくなることもあるでしょう。

でも、ちょっとこちらの対応を変えて「うん、わかった。じゃあそうしてみるよ」と言ってみましょう。素直な態度や感謝の言葉がひと言でもあると、それがきっかけとなり家族も変化します。

他人に変わってほしいなら自分を変えてみるのが近道。他人は変えられないけど、自分は変えられます。「気にかけてくれてありがとう」と家族に感謝したところ「最近、何だか変わったんじゃない」と、家族の気持ちが和らぎ、きつい言葉が消え家庭の雰囲気が良くなった人もいます。

また、強迫症についての知識がないと偏見を生み批判的になりがちです。家族の理解を深めるために受診に同伴してもらったり、本書のような書籍を読んでもらったりして、病気や治療についての知識を共有するのがいいでしょう。家族の協力や励ましが支えとなり、治療に前向きにとり組むことができるはずです。

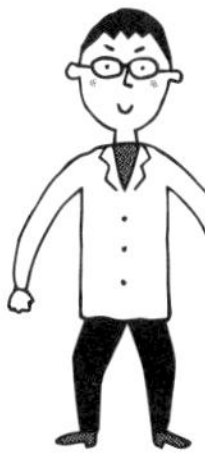

受診時に、ご家族も一緒に来てもらい、医師から接し方のアドバイスをしてもらうのも良いでしょう。

長く患っていて、治る気がしません

病気になる以前の自分を思い出してみましょう

強迫症状がない生活をイメージしてみる

ある患者さんは20年以上、漢字のひと文字に不吉なイメージが関連づいて苦しんでいました。通勤する駅にその文字がついているために降りられず、前の駅で降りて会社まで歩いていました。その文字のついた商品が陳列されている通路が歩けず、買いものに困るとも話していました。

曝露反応妨害法にとり組む際に、患者さんには、昔の自分を思い出してもらいました。その方は根気よく治療を続け、症状が改善しました。

長く強迫症を患っている人のなかには、「治る」イメージをもてない人もいます。そんなときは発症前の自由だった自分を思い出してみましょう。

「治ったらこんなにラクになる」というイメージをもって治療にとり

組むと、治療が軌道に乗りやすくなります。

家族に「もっと早く行けばよかったのに」と言われる人も

別の患者さんは50歳を過ぎて初めて受診されました。小学生のときから不吉な方角や曜日を避け、「靴紐は右から結ぶ」など強迫観念や強迫行為で自分を縛ってきたそうです。10代初めのあるできごとをきっかけに毎日、強迫観念に苦しむようになりました。

発症から40年経っていましたが、最初の3か月間は毎週来院してもらい、次の3か月は2週に一度、徐々に間隔をのばし、一年後には生活に困らなくなり診察終了となりました。

その後、数年して「再発してしまいました」と来院されましたが、数か月で「コツをとり戻しました」と回復されました。こんなふうに長年強迫症と共存してきた人でも、治療をすれば強迫症に対処するコツを身につけることができます。

また、十年以上苦しんできた症状が改善したところ、「最近妻に叱られました」と話してくれた患者さんもいました。

「こんなに早く治るなら、なぜもっと早く受診しなかったの？　そうしたら私も長年こんな苦労しなくて済んだのに」というオチでした。

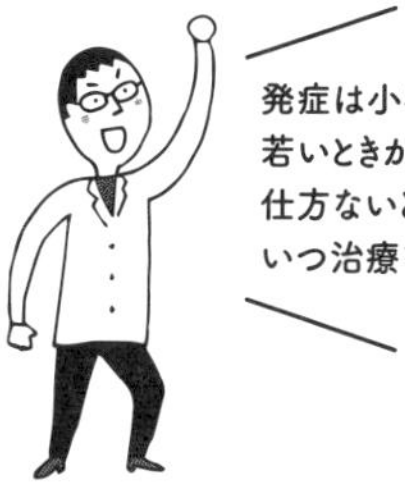

発症は小学生のとき、という人もいます。
若いときから続いていると、
仕方ないとあきらめがちですが、
いつ治療を始めて遅くありません。

再発への対応

わるくなってきたと思ったら、早めに受診を

生活に支障が無くなり、治療が終了となっても、人生のいろいろなイベントやストレスをきっかけに病状が再燃する（ぶり返す）ことは珍しくありません。

再発しても治し方が身についていれば大丈夫

再発しても、また治療にとり組めば必ず改善していきます。大切なのは「再発したかな」と思ったとき、できるだけ早く受診することです。「せっかく治ったのにまたわるくなってしまい、先生に申し訳ない」などと来院をためらわれる方もいるようです。でも、症状を悪化させないためにも、強迫行為がコントロールできなくなってきたと感じたら、迷わず早めに医師に相談しましょう。

最初の治療に比べると、再発後の治療は簡略化することも可能です。患者さんは最初に行った治療をある程度覚えているので、覚えている

ところは省略できるからです。忘れていることもあるでしょうが、治療を再開すればコツを思い出すことができます。

最初に苦労した人のほうが治りやすい

最初の治療で症状がなかなか改善せず、苦労して課題にとり組んで治した人のほうが、概して治るスピードは早いようです。一方、初診時に苦労せずに治ってしまった人は、治すコツが身についておらず、苦戦しやすい傾向にあります。

もちろんそういう人でも、治療をきちんとやりなおせば治るので心配することはありません。

曝露反応妨害法は、コツさえつかめば自分で行うこともできます。ちょっと調子がわるい、くらいのときにやってみると良いかもしれません。

くり返しになりますが、大切なのは、安心感を求めないこと。不安に慣れるための療法なので、不安を打ち消そうとしてはいけません。不安でいいのです、不安はほうっておいていいのです。不安を感じても、他のことをしているうちに不安は徐々に薄らいでいきます。

受診時のノートを読みなおして、習ったことを思い出してやってみましょう。受診時のノートはこんなときにも役立ちます。

患者会について

患者会の参加者のなかには「同じ悩みをもつ人に出会えた」「他の人のやり方が参考になった」という声もあれば、「メンバーが合わなかった」「ピンとこなかった」という声も。合う、合わないは病状、タイミングもあり人それぞれ。興味があれば、参加してみても良いでしょう。

強迫症の人の ご家族やまわりの方が知っておくべきこと

強迫症の知識がないまま対応すると、
かえって本人を追い詰め、症状を悪化させることにもなりかねません。
正しいアプローチで本人を支えていきましょう。

受診

本人の意思が大事。家族はサポーター

「治療は患者と医師との二人三脚で」といいますが、実際にはそれも正しいとはいえません。強迫症の専門家である医師でさえ、患者さんには回復までの方向性を示して軌道修正することしかできないからです。

道を歩くのはあくまで患者さんです。そして家族の役割は、患者さんの歩みをサポートすることなのです。

家族との関係は治療にプラスになることもあれば、マイナスにもなることもあります。

治療にとり組む患者さんを家族が理解し、心理的に支えることができれば、治療には大きなプラスです。

家族ができることは声を掛けること

ところが「良かれと思って」の行動が、強迫行為のお手伝いとなって、かえってマイナスとなることもよくあります。

強迫症は周囲を巻き込みやすい病気です。家族は心理的にも物理的にも患者さんから一定の距離を置き、強迫観念や強迫行為に巻き込まれないようにすることが大切です。

苦しんでいる患者を見て、どうにかしてあげたいと思う家族の気持ちはよくわかりますが、本人が困っていると感じない限り、通院しようとは思わないこ

家族・周囲がこんなことしていませんか？

- □ つねに本人の希望通りに動いている
- □ 本人のかわりに確認している
- □ 先回りしていやがる状況をとり除いてあげている
- □ 「大丈夫だよ」「心配ないよ」と安心させている

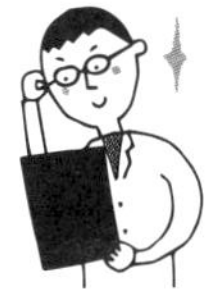
強迫症状を
悪化させる
お手伝いをしない
ようにしましょう。

とが多いようです。

何とかしようとむやみに世話を焼こうとするより、まず家族は「強迫症という病気かもしれないよ」「心配性がひどくなってきたみたいだから、病院に行って相談してみたら」などと声を掛けてみてください。家族の声に背中を押されて受診したという人もたくさんいます。

本人の承諾あれば家族の同席も可能

本人が承諾すれば、家族が診察に同席することはもちろん可能です。親御さんやきょうだい、パートナーが来ることもあれば、お子さんが来ることもあります。

初診時に同席してもかまいませんし、最初は本人だけが受診し、しばらくしてからご家族が来られることもあります。

日常生活

病気扱いしないで普通に接する

家族にとって「強迫症の患者とどう接すれば良いのか」は悩ましい問題です。

大切なのは、本人をあまり病人扱いしないことです。私はいつもご家族に「なるべく普通に接してください」とお願いしています。

抑うつ症状がひどい場合を除いて、患者さんには通常通り行動してもらいます。

できれば休学や休職もしないようにしてもらいます。

あっさりとした対応のほうが良いことも多い

また、患者さんから家族への不満としてよくあるのが「家族が病気や自分の気持ちを理解してくれない」という訴えがあります。家族が自分の大変さをわかってくれなくて、「気にしてもしょうがないじゃない」「また何言ってるの」などあっさり言われてしまうというのです。

じつは治療上は、そういう「あっさりした」対応のほうが良い効果を及ぼします。

腫れものに触るように患者さんに接したり、「大丈夫だよ」と言って本人が安心できるように手伝ったりしていると、病状はなかなか改善に向かわないでしょう。

つかず離れず治療につき合う

可能ならば、一度、ご家族も診察に同伴してみると良いと思います。

私は患者さんに「白ではなくグレーを目指しましょう」と指導しています（P20・41）。家族にもこの視点を共有してもらえると家での接し方が変わり、治療にプラスに働きます。

また、家族から見た患者さんの症状を教えてもらうことで治療の参考になることもあります。

治療に干渉しすぎるのは良くありませんが、家族は治療の大きな手助けにもなりえます。

症状を止める声掛けをしてもらったり、強迫行為をしないときに一緒に別のことをしてもらったり、つかず離れずの状態で、治療につき合ってもらえると、治療者としてはありがたいです。

巻き込まれの対応

むやみに安心させる言葉を掛けない

曝露反応妨害法は「不安でいてもらう」ことが大切なので、不安を無くそうとしたり安心感を与えたりしてはいけません。

たとえば「大丈夫だよね」「汚くないよね」と確認されると、つい「うん、大丈夫」「きれいだよ」と答えたくなりますが、それでは安心感を与えてしまうので良

対応を変えると状況も改善する

NG回答

- 大丈夫、大丈夫
- きれいだよ
- 気が済むまでやってればいいよ

OK回答

- それについてはお答えできません

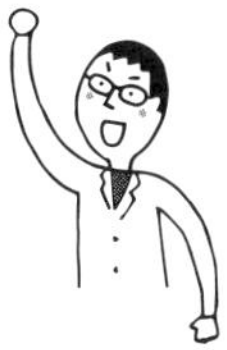
判断をゆだねられたら、
たんたんと、きっぱりと
できないことを伝えましょう。

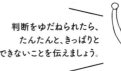

くありません。

とくにこの「大丈夫」という言葉は要注意です。

「（気にしなくても）大丈夫」か「（きれいだから）大丈夫」か、どちらともとれます。

前者は安心感を与えない「良い」大丈夫ですが、後者は安心感を与えるので良くありません。

でも、「大丈夫」だけだとどちらなのかわかりません。大丈夫という言葉はつかわないほうが良いでしょう。

「冷たい返事」こそ「温かい返事」

では、どう答えれば良いのかというと、正解は「お答えできません」という返事です。

ちょっとつっけんどんなようですが、イエスでもノーでもなく、あまり感情を入れずにただ「お答えできません」と答えるのが良いでしょう。時には、雰囲気を和らげるためにおどけた感じでユーモアを交えて「お・こ・た・え、でっきませーん♫」とするのもありです。

確認するたび、「お答えできません」と言われていると、患者さんはそのうち「ああ、これを聞いてもむだだな」と思うようになります。すると、やがて確認することをあきらめて尋ねなくなるはずです。

知らない人が聞いたら「何て冷たい返事」と思うかもしれませんが、じつは患者さんのことを思えば、これがもっとも「温かい返事」なのです。

強迫症の患者さんと暮らすための8つの心得

心得1 本人の頭のなかはつねに疲れている

本人は四六時中強迫観念を抱き、それをどうにかしようとしています。たとえひきこもっていたり、何もしていないように見えたりしても、頭のなかはいつも何かにおびやかされ、くたびれています。

こうした疲れを、家族や周囲の人は理解してください。

心得2 確認を求められても答えない

強迫観念からくる不安を打ち消そうと「これしても大丈夫？」「私、今〜できている？」「〜していないよね？」などと尋ねられても「お答えできません」と言い、とりあわないようにします（P91）。

安易に「大丈夫」という言葉を言ってはいけません。

心得3 強迫行為を強要されても応じない

「不潔だからぜんぶ除菌シートで拭いて！」「左右が必ず同じ幅になるように置いて！」「赤い屋根の家の前は通らないで！」などと、本人の強迫行為をまわりにも強要してきたときには、はっきり「できない」と言って拒否してください。不安と向き合う機会を奪わないようにしましょう。

心得4 本人の強迫行為を肩がわりしない

本人に懇願され、かわりに鍵がかかっているかを確認してあげたり、汚れを拭いてあげたり、強迫観念を回避するためのことを、先回りして本人のかわりにやってしまわないようにしましょう。

責任感が強い人は、本人をかわいそう、何とかしてあげたいと思いがちですが、結果的に症状を悪化させてしまいます。

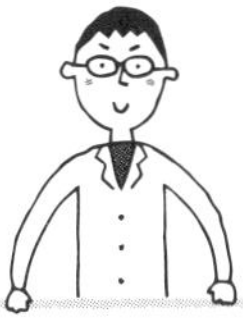

強迫症の治療はあくまで本人主体です。
ご家族や周囲の人も大変だと思いますが、
上手に関わり、良好な関係を続け、
治療の支え手になってあげてください。

心得5 暴言や手が出たときはいったん離れる

家族やまわりの人とのやりとりのなかで、本人がいらだち激昂することがあるかもしれません。これも病気によって起きていることだと理解し、できるだけ離れるようにしましょう。

外に出る、ホテルに泊まる、実家に戻るなど物理的に距離をとる方法もあります。

心得6 憎むべきは強迫症であり、本人ではない

まわりから見ると奇妙に思える言動、それをやめさせようとしたときに見せる激しい怒りや暴力を目の当たりにすると、憤りを覚えることもあるでしょう。でも、これらは、強迫症という病気によって起きている症状。憎むべきは病気であり、本人の人格ではないことを理解しておきます。

心得7 自己犠牲の精神で関わらないようにする

家族や周囲の人の自己犠牲で、症状が改善するものではありません。自分が献身的にふるまえばいい、がまんしていればうまくいく、という気持ちは、むしろよくありません。

患者さん自身もそうですが、家族や周囲の人の生活も大事です。ご自身の生活を優先してください。

心得8 ひとりで抱え込まず、主治医や周囲を頼る

支える側の精神状態も大切です。

本人が受診し、治療を始めているなら、受診時に同席して主治医の話を聞きましょう。

まだ受診していない、誰かに相談したいなら、地域の保健所に相談することもできます。

患者さんのケース 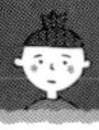（Cさん・女性・30代）

指導内容をスマホにメモし、ふり返りながら治療を続けている

わるいイメージがやろうとすることに付着する

中学生の頃から納得がいくまで何度も同じ行動をくり返す儀式強迫がありました。症状が悪化し、日常生活を送ることがつらくなり受診を決意。それまで強迫症に関する本を読み、病気や治し方について理解していたものの、自力では治せず。こんな生活から抜け出したい、という気持ちでクリニックを受診しました。

わるいイメージが浮かんだとき、していた行為をやりなおしてしまう。一瞬でもわるいことが浮かぶと、そのときにやろうとしていたことにわるいイメージが付着するように感じ、もう一度良いイメージを思い浮かべ、やりなおしたくなります。

そのため、やろうとしていたことが予定通り行えず、本当にしたいことをやめなくてはならなくなります。意識があるあいだはつねに強迫観念を恐れているので疲れます。

周囲には「甘やかさないで」と伝えている

曝露反応妨害法では、通院のたびに先生と状況を共有し、どういうところでつまずいているかを相談、強迫観念の流し方などの指導を受けています。

受診時の先生からの指導内容はスマホにメモしています。どうしても強迫観念に従ってしまいそうなとき、それを見て、「よし、こういうふうに考えて対応しよう」と思い出すようにしています。

周囲の人には、自分でがんばると決めたので、甘やかさないようにと伝えています。「やりなおしをしたい」と私が言い出しても、「治すんでしょ？」と厳しくしてほしい、と。人に迷惑はかけたくない、がっかりさせたくないので、その言葉は抑止力になっています。

確認にハマると抜け出せない。言葉やルールで行為をやめる

最初は訪問診察で、薬を処方してもらった

幼少の頃から手洗いがやめられなくなりました。大人になりひとり暮らしをしてから、強い強迫症に悩むようになりました。

仕事で、ちゃんとできたか心配になり、頭のなかで確認をくり返してしまいます。ハマると何度も頭のなかで手順を確認したり、パソコンの文字を読み返したりし、それから抜け出せなくなってしまいます。

通院に加え、訪問診察・訪問指導をお願いしました。家に来てもらい、不潔恐怖で掃除ができていなかったので、指導を受け、自分でゴミを捨てる、という治療を受けました。野間先生には、実際の生活を見てもらい、薬を処方してもらいました。今は受診し、曝露反応妨害法で症状に対処しています。

訪問診察のおかげで不潔恐怖はほぼ無くなりました。通院し、強迫観念への心構えや、強迫症のメカニズムを教わりました。

母も兄も似た症状があり、家庭では気づかなかった

曝露反応妨害法では、手で何か汚れたものに触り、洗わないというのがきつかったです。診察後は、先生の言葉などをノートに記録しています。強迫行為にハマりそうになったとき、言葉や課したルールを思い出し強迫行為をやめています。

両親には強迫症について理解してもらい、一時期は治療費の援助も受けました。幼少期は、強迫症の症状があっても、母親から「誰でもこういう時期がある」と言われていました。母にも強迫症のような症状が出た時期があり、私の兄も同じ症状が出ていました。母はそのため、病気だとは思わなかったのでしょう。でも、より正しい知識があったなら、もっと早く受診できたのに……と思うことはあります。

野間利昌（のま・としまさ）

精神科医。セレーナメンタルクリニック院長。

千葉県出身。平成5年東京外国語大学卒業。平成13年山形大学医学部卒業後、千葉大学精神神経科入局。平成14年から同和会千葉病院勤務の傍ら、千葉大学医学部附属病院で強迫性障害外来を担当。平成16年より千葉大学医学部附属病院。平成19年に東京都台東区にセレーナメンタルクリニックを開設。同クリニック院長を務め、強迫性障害外来を担当。年間400人以上の強迫症の患者さんの治療に当たる。

●セレーナメンタルクリニック　https://serena-cl.jp/

［参考資料］
『強迫症を治す 不安とこだわりからの解放』亀井士郎 松永寿人 著（幻冬舎）
「精神科臨床サービス」2015年2月第15巻1号（星和書店）

心のお医者さんに聞いてみよう
強迫症《きょうはくしょう》／強迫性障害《きょうはくせいしょうがい》をワークで治《なお》す本《ほん》
つらい行動がやめられるヒント

2024年7月31日　初版発行

監修者・・・・・・・・野間利昌《のまとしまさ》
発行者・・・・・・・・塚田太郎
発行所・・・・・・・・株式会社大和出版
東京都文京区音羽1-26-11　〒112-0013
電話　営業部03-5978-8121／編集部03-5978-8131
https://daiwashuppan.com
印刷所・・・・信毎書籍印刷株式会社
製本所・・・・株式会社積信堂

ISBN978-4-8047-6435-1